"痛み"の臨床推論

診断過程を可視化するための教科書

【監著】和嶋浩一

東京都・元赤坂デンタルクリニック　口腔顔面痛センター

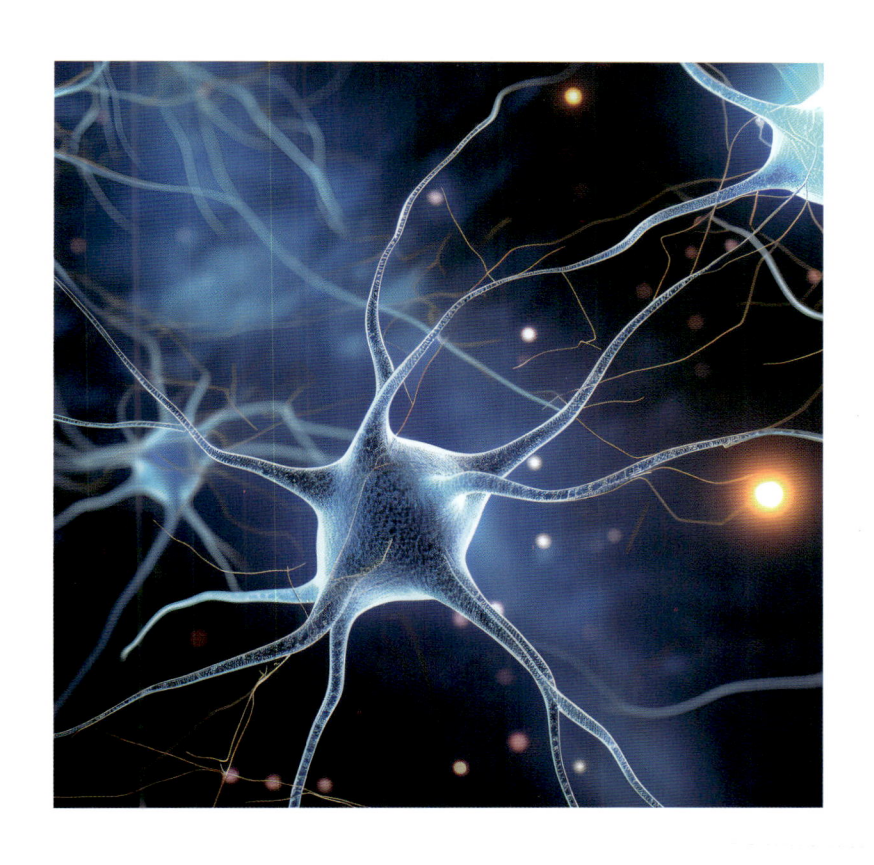

JN190862

デンタルダイヤモンド社

刊行にあたって

歯学教育モデル・コア・カリキュラム（令和4年度改訂版）に、初めて「臨床推論（臨床診断推論）」が加えられた。その目的として、「口腔・顎顔面領域の主な症候から病態生理学的に発症原因を推論し、分類、鑑別診断できる基本的能力を身に付ける。」と記され、歯科においても論理的思考法の習得が勧められるに至った。

私の臨床推論とのかかわりは、1997年、非歯原性歯痛を知って以来で、現在は各種の痛みをパターン認識法と仮説演繹法を相補的に組み合わせて臨床推論するに至っている。

口腔顔面痛の臨床経験から、「一般歯科臨床でも歯痛診断に分析的臨床推論を活用しましょう」と勧めると、決まって反論が返ってくる。「歯痛は口の中をみれば原因がわかる。カリエスがなかったら打診をしたり、エアーをかけたり冷刺激で何時もの痛みが出て、この歯だと診断できる。レントゲンを撮ればカリエスや根尖病巣が確認できるし、電気歯髄診断で歯髄壊死が確認できる。従来からの方法でちゃんと診断できるのになぜ臨床推論などという理屈をこねて診断する必要があるのか」と言われる。

私もかつては、どんなに強い歯痛であっても、患者の指す部位にカリエスがあり、そこにエアーをかけると「ギャーッ」と痛みが出て、「この歯の神経が炎症を起こして痛いんですよ、神経をとりましょう」と麻酔をして抜髄、あるいは別な例では、冷たいペットボトルの水を口に含んで痛みを抑えている、打診が強く、レントゲンを撮ったら根尖病巣があり、「この歯の根の先に膿が溜まって内圧が高まって痛いんです、根の治療をして膿を出しましょう」と、根尖を穿通して排膿させる、また、痛みの部位が曖昧な症例では診断的局所麻酔を駆使して患歯を特定する、いずれも通常の歯科処置で痛みが取れて患者さんは笑顔で帰って行くのが歯痛診断、治療と思っていた。そこには複雑な診断過程は存在せず、その必要性も感じていなかった。

ところが、30数年前に非歯原性歯痛という概念を知って以来、一転して分析的診断重視の臨床となり、基本的に仮説演繹法を活用してきた。非歯原性歯痛の原疾患を診断ができるようになるとともに、なぜか非歯原性歯痛の患者さんが多くなった。それまでの自分の臨床を思い返してみると、簡単に患歯を特定できない、抜髄や根管治療で痛みが改善できない場合には、歯に痛みがあっても患部が特定できない、経過をみても歯には異常が現れない等で、"原因不明"と扱っていたことを思い知らされた。つまり、それまでの臨床ではイメージ診断、パターン認識法で歯原性歯痛は診断できていたが、そこに当てはまらないものは勝手に原因不明として、正しい診断を見落としていた訳である。

口腔顔面痛の診断では、まるで絡まった毛糸を解すように診断過程を"視える化"して進めることが重要で、その過程は文字化されることにより、自分の診断過程を検証したり、上級医に検証してもらったり、可視化した診断過程を教育に活用することができる。

本書は歯科医師向けに臨床推論を本格的に解説する、最初の書籍であろう。読者の臨床推論への理解が深まり、日常臨床における痛み診断能力の向上に寄与できることを願っている。

最後に、症例提示いただいた多くの執筆者に謝意を表する。同時に、度重なる校正と編集作業をしていただいたデンタルダイヤモンド社編集部の皆さんに御礼申し上げる。

2024年8月

和嶋浩一

Contents

目次

第3章　臨床推論の実践例② ………125

■ 執筆者一覧

飯田啓人	愛知県・社口歯科クリニック
飯沼英人	北海道・風の杜歯科　口腔顔面痛クリニック
池田浩子	日野市立病院　歯科口腔外科　顎関節・口腔顔面痛外来
	静岡市立清水病院　口腔外科　顎関節症外来
石井 彩	宮崎県・山﨑歯科クリニック
板橋基雅	北海道・いたばしデンタルクリニック
内田貴之	日本大学松戸歯学部　歯科総合診療学講座
黄地健仁	東京歯科大学　生理学講座
大久保昌和	日本大学松戸歯学部　有床義歯補綴学講座／日本大学松戸歯学部付属病院　口・顔・頭の痛み外来
大塚友乃	山王病院　歯科・インプラントセンター
大歳祐生	北海道・吉田歯科口腔外科
岡田明子	日本大学歯学部　口腔内科学講座
片山暁恵	島根県立中央病院　歯科口腔外科
木津真庭	北海道・鷹栖歯科・口腔外科
小出恭代	日本大学松戸歯学部　有床義歯補綴学講座
瀬下博嗣	新潟県・すずき歯科クリニック
田上亜紀	東京都・田上歯科医院
滝澤慧大	日本大学歯学部　口腔内科学講座
棚原樹夢	北海道・棚原歯科
長島郁乃	千葉県・ナガシマ歯科医院
滑川初枝	日本歯科大学附属病院　総合診療科　口腔顔面痛センター／顎関節症診療センター
西須大徳	愛知医科大学　疼痛緩和外科・いたみセンター／運動療育センター
野間 昇	日本大学歯学部　口腔内科学講座
伏見詩音	北海道・伏見歯科・矯正歯科診療室
増田仁美	神奈川県・LIFE STYLE ORAL HEALTH WHITE FAMILY
村岡 渡	川崎市立井田病院　歯科口腔外科
山﨑陽子	東京医科歯科大学大学院医歯学総合研究科　歯科麻酔学分野
山本慧子	宮崎県・清武おとなこども歯科
和嶋浩一	東京都・元赤坂デンタルクリニック　口腔顔面痛センター

（50音順）

歯学部における
臨床推論

Prologue

臨床推論とは何か

内田貴之 *Takayuki UCHIDA*
日本大学松戸歯学部　歯科総合診療学講座

「臨床推論（Clinical Reasoning)」という言葉の明確な定義はないが、大西は「当該患者の疾病をあきらかにし、解決しようとする際の思考過程の内容」とし[1]、臨床医が日常臨床のなかで行っている診療上の思考過程を意味すると考えられる。診断の場で行われる「診断推論」と、治療法決定の場で行われる「治療推論」に分類される。とくに前者を狭義の臨床推論とされていることが多く、「診断推論」と「臨床推論」は、ほぼ同義である（図1）。

両者とも歯科においてあまり馴染みのない言葉で

あるが、医科では医療者の重要なパフォーマンスであるとされ[2]、医学教育モデル・コア・カリキュラムでは平成28年度改訂版から「臨床推論」の項目が新設された。加えて、歯学教育モデル・コア・カリキュラムでも、令和4年度改訂版から新設され、歯学教育においても疾患診断における思考法の教育の重要性が問われるようになった。

本稿では、臨床推論の概略と筆者の経験した診断エラーの症例を交えて、歯学部における臨床推論について概説する。

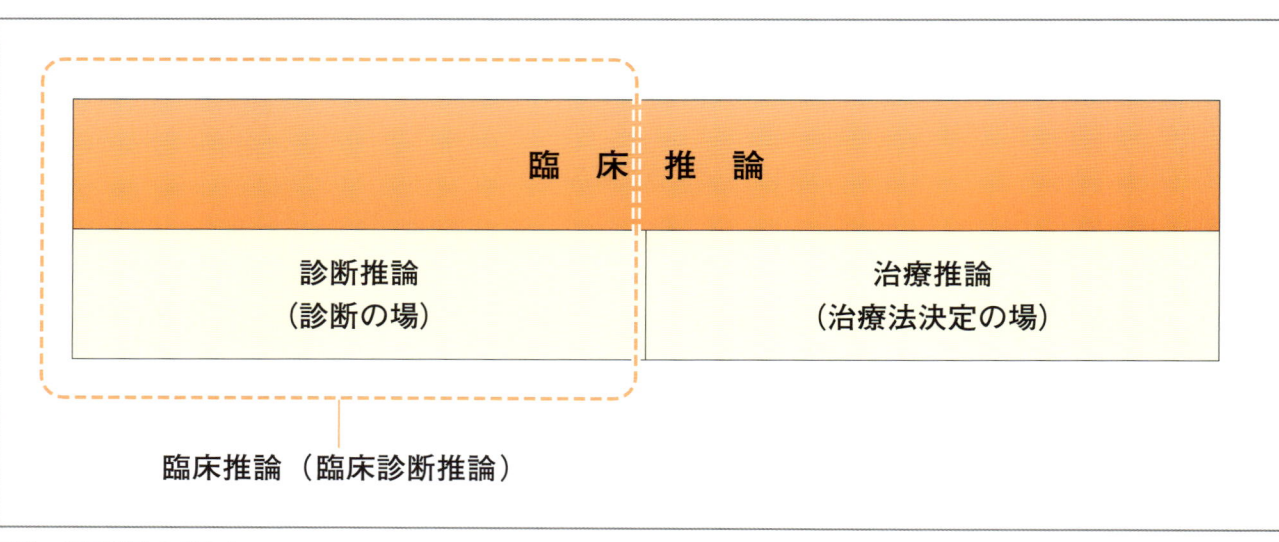

図❶　臨床推論の考え方

　臨床医による臨床推論は、1）診断仮説の想起、2）診断仮説の修正、3）検査と解釈、4）病態生理に基づく推論、5）診断仮説の検証の、5つの過程を経るとされている[3]。その前段階として患者が症状と徴候を臨床医に提示し、医療面接においてその関連情報も的確に収集される。続いて、得られた情報から疾患仮説を想起し、臨床推論に入る。この際の思考過程において重要とされているのが「二重思考過程システム」である。

　臨床推論における思考過程を説明するうえで、二重思考過程システムは非常に重要かつ有力な理論とされている。ヒトの思考過程では、直感的推論プロセス（システム1）と分析的推論プロセス（システム2）を使い分けて推論が行われる。

　臨床での診断の多くは、システム1の直感的アプローチによる迅速的かつ効果的な推論で行われる。これは潜在意識下で行われる推論で、経験則に照らし合わせたり、今までに経験した臨床像（パターン）に対応させるなどして瞬時に診断に至ることができる。しかし一般的にシステム1は状況の変化による認知バイアスの影響を受けやすく、診断エラーに繋がる可能性があるといわれている。

　これとは対照的に、システム2は、時間をかけて意識的に行われる分析的アプローチによる推論であり、診断エラーを減少させることができるとされている。しかし思考過程において分析に時間と労力がかかり、システム1に比べて効率が落ちるため、脳はできるだけシステム1をデフォルトにしようとす

る。このため、ヒトは日々の生活時間の95％をシステム1で過ごしているといわれているが[4]、システム1とシステム2のどちらか一方だけを使うのではなく、両者を無意識のうちにも使い分けている。臨床の場では、診断が比較的容易な症例や過去に経験のある症例であればシステム1に基づいて診断することが多い。一方、困難な症例または未経験の症例であればシステム2を優先させる、もしくはシステム1とシステム2を協働させながら診断を突き詰めていくような使い分けを行っている。このようにシステム1の反応は、過去にシステム2を通じて学修した経験により成り立つが[2]、つねに診断エラーが生じる可能性を含んでおり、システム1は経験を積めば積むほど自信が増して思わぬ診断エラーを起こす[5]。また、システム2によりシステム1のエラーは修正することができるが、システム2は推論を行う際の情報量があまりに多すぎると、思考過程におけるワーキングメモリーが限界に達しエラーが発生する[6]。

　臨床の現場ではシステム1に基づいた診断技術を能動的に磨き、意識してシステム1とシステム2を相補的に使い分けて、お互いのエラーを回避する努力がつねに必要である。ただし両者に共通することは、疾患仮説を想起することから始まるため、まず多くの疾患想起ができることが必須である[7]。

　臨床推論時の具体的思考プロセスについては、第3章で解説されるため割愛し、本項では歯科における臨床推論の特徴について症例を交えて考えていく。

歯科における臨床推論の特徴

内田貴之 *Takayuki UCHIDA*
日本大学松戸歯学部　歯科総合診療学講座

歯科における診断は、診断情報の多くの部分を視覚的情報に頼り、視覚的情報だけで診断可能なことが多い。このため視覚的情報を読み間違えて診断エラーを起こすことが多い。内科を代表とする医科では、疾患に対する視覚的情報が少ないために、他の検査所見と合わせた臨床推論を行うことが日常的に行われている。しかし歯科では多くの疾患が口腔内検査、デンタルＸ線検査による視覚的情報によるシステム１の思考により診断が決定され、他の検査所見はそれを確認する程度の情報として取り扱われてしまうことがある。さらに、一度、視覚的情報から決定した診断と矛盾する検査所見が得られても、視覚的情報からの結果を優先して、検査所見を無視してしまうこともある。つまり、視覚的情報からのシステム１により診断名が決定すると、システム２による新たな疾患想起、推論は行われなくなってしまう。また逆に、異常所見の視覚的情報が得られないと、システム１において異常なしと診断して、疾患想起が行われずにシステム２へと進まない思考の早期閉鎖に陥り、診断不能もしくは原因不明となってしまう（**表１**）。

表❶　歯科における臨床推論時の診断エラーの特徴とは

①視覚的情報に頼りがちになる（見ればわかる）
②視覚的情報がないと疾患想起が行われにくい（手がかりがない）
③視覚的情報がなくシステム１で疾患想起が行われないと、システム２に進まず、そこで終わってしまうことが多い（早期閉鎖）
④確証バイアス 　初期仮説を支持する情報ばかり集め、確証となる情報を無視または集めようとしない傾向

※システム１、システム２については p. 9参照

▶**患者**：38歳、男性

▶**主訴**：下顎左側部の拍動性自発痛

▶**現病歴**：1週間前から下顎左側部に自発性の疼痛を認め、その後、3軒の歯科医院を受診したが、いずれも「歯に異常はない」と診断され来院。

初診時、拍動性の痛みが持続しているが、冷たいものを口に含むと一時的に痛みは消退する

▶**医科的・歯科的既往歴**：特記事項なし

診断：6 急性化膿性歯髄炎（図1〜4）

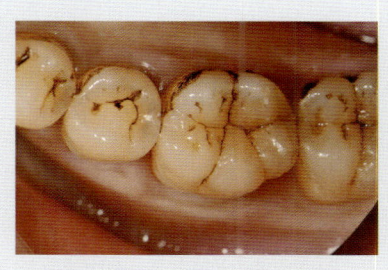

図❶ 視覚的に病的所見は認めず、エアーによる温度診、打診反応は認めず、歯周ポケットは最深部で5mm、排膿を認めなかった

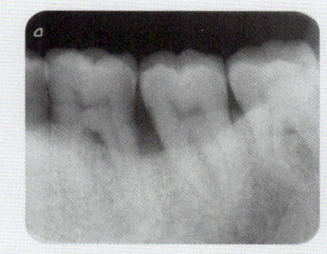

図❷ デンタルX線検査にて歯冠部に病的所見は認めず、遠心歯槽骨の吸収を認めた

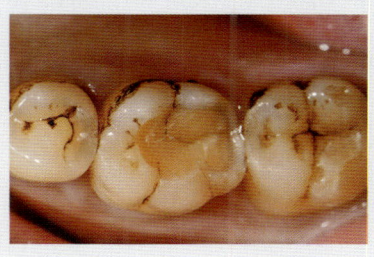

図❸ 浸潤麻酔後、歯冠部を切削、近遠心的に破折線が確認された

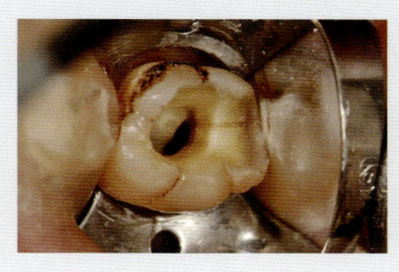

図❹ 破折線は歯髄腔に達していたため、抜髄処置を行った

　症例1は、歯科の臨床推論において、最も陥りやすい診断エラーの1つと思われる。視診、デンタルX検査による視覚的情報により異常が認められないことから、他の症候があるにもかかわらず「歯に異常はない」という思考の早期閉鎖によって他の疾患が思い浮かばなかった例である。本来、急性化膿性歯髄炎で強度の自発痛を認める状態になっていれば、教科書的にはエアー、打診に反応を認めるはずであるが、本症例では反応を示さない状態であっ

た。しかし口腔内の温度を下げることで、一瞬で痛みが消退することより、どこかに歯髄炎が生じている可能性が非常に高い。視診にて思考の早期閉鎖が起こっているだけでなく、口腔内の検査所見において「歯に異常はない」という考えを支持する陰性所見が認められた。その結果、システム1により歯科疾患ではないとの診断が強固となり、冷刺激での痛みが消退するという大事な反証情報であるものの、確証バイアスにより無視されたと思われる。

▶**患者**：23歳、女性

▶**紹介理由**：非歯原性歯痛の診断

▶**主訴**：右側下唇部と上顎右側犬歯の痛み

▶**現病歴**：3日前の夜間から右側頬部付近に拍動性の痛みを認め夜間覚醒、鎮痛剤の服用にて症状緩和した。翌日、紹介元を受診したが原因がわからないため当院を紹介され来院。初診時、右側の下唇付近に強い痛みを訴えるが、氷を口に含むと症状は緩和する。また上顎右側犬歯付近にも痛みが続いている（図5〜9）

▶**医科的・歯科的既往歴**：特記事項なし

　診断：$\overline{5}$ 急性化膿性歯髄炎
　　　　$\underline{2}$ 急性化膿性根尖性歯周炎

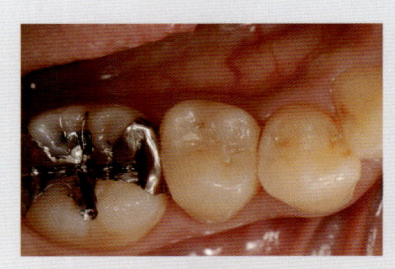

図❺　視覚的に病的所見は認めず、エアーによる温度診、打診反応は認めず、歯周ポケットは2mm程度であった

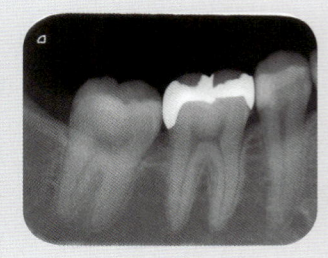

図❻　デンタルX線検査にて $\overline{5}$ の遠心歯冠部のコンポジットレジン充填直下に透過像を認めた

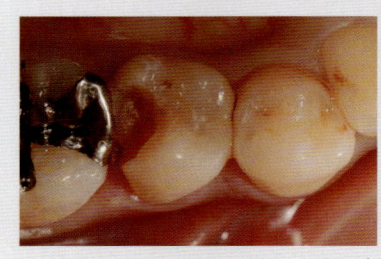

図❼　$\overline{5}$ のコンポジットレジンを除去、直下に軟化象牙質を認めた

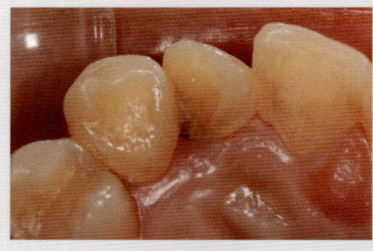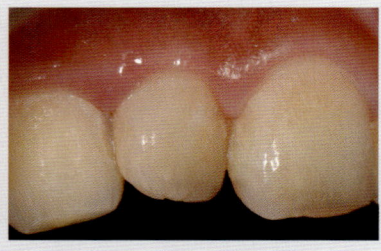

図❽　再診時の検査で、強い打診反応を認めた。$\underline{2}$ の遠心隣接面にコンポジットレジン充填を認めた。また電気歯髄診断にて歯髄失活が確認された

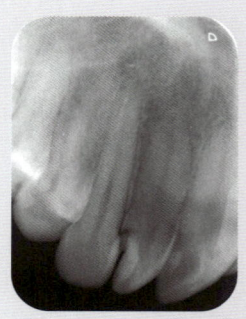

図❾　デンタルX線検査にて遠心隣接面に、不適合のコンポジットレジン充填とう蝕様X線透過像を認めた

症例2は、筆者の診断エラーの症例である[8]。症状として、右側の頬部から下唇辺りに強い痛みを認め、口腔内の温度を下げることにより痛みが緩和されるとの訴えから、下顎右側の急性歯髄炎が想起された。症例1と同様に口腔内検査の視覚的情報で異常所見を認めないため、前医では症例1と同様にシステム1で歯科疾患ではないと診断したと思われる。しかし、5|のデンタルX線検査にてコンポジットレジン充填直下に透過像を認めたため、同部に診断的に歯根膜麻酔を行い、痛みの消退を確認した。この際、上顎右側犬歯部付近の痛みは消退していな

かったが、下顎の歯髄炎の関連痛と考え5|を麻酔下に抜髄処置を行った。翌日、強い痛みはなくなったが、まだ上顎の痛みがあるとのことで急遽診察したところ、2|のコンポジットレジン充填直下の辺縁漏洩からの歯髄壊死(根尖性歯周組織炎)が診断された。

本症例では、システム1は一度に1チャンネルのみを処理することと[2]、原因がわかりにくい5|の歯髄炎を診断できたことに対して満足して[9]、それ以上の推論を行うことが念頭から消えてしまい、筆者の思考に診断エラーが生じてしまった。

オッカムの剃刀と、ヒッカムの格言
Occam's Razor and Hickam's Aphorism

「患者が訴える症状・徴候のすべてが1つの疾患によるものか、複数の疾患によるものかを考える。」前者をオッカムの剃刀、後者をヒッカムの格言という[10]（図11）。超高齢社会の日本においては、複数の疾患を患っている患者が多いことから、ヒッカムの格言に当てはまる患者が少なくない[11]。このため医科ではこの問題に焦点を当てた報告もされている[12]。しかし現状の診断推論では1つの疾患名を決定する際の思考プロセスに対して論じられ、複数の疾患を疑うという推論の流れは未だ明確化されてはいない。さらに歯学教育では、症状・徴候に対して単一の疾患を推論する思考過程の教育を行っている。

今後は、1つの症状から複数の疾患を想起する思考過程の教育も必要となるであろう。

オッカムの剃刀（Occam's Razor）	ヒッカムの格言（Hickam's Dictum）
・「1つの原因が観察されるすべての事象の源である」	・「どの患者も偶然に複数の疾患に罹患しうる」

図⓫　オッカムの剃刀とヒッカムの格言の考え方

モデル・コア・カリキュラムについて

内田貴之 *Takayuki UCHIDA*
日本大学松戸歯学部　歯科総合診療学講座

医学教育モデル・コア・カリキュラム
Model Core Curriculum for Medical Education

「臨床推論」という言葉は、医学コアカリキュラムの平成19年度改訂版において「教育内容ガイドライン作成の背景と考え方」の項で、「患者の症候からその病態を推理し、診療のプロセスを学ぶ（臨床推論）ために提示したものであり、他の区分で学習したことを単に再履修（復習）することを目的としたものではない。」として、初めて医学系のコアカリキュラムに用いられた。

平成22年度改訂版では臨床推論という言葉は用いられなかったが、平成28年度改訂版で臨床推論が大幅に盛り込まれた内容となった。

新設された「臨床推論」の項目の中では、ねらい（GIO）として「患者に生じた健康問題をあきらかにし、対応を意思決定するために、問題点を予測し、論じることができる。」と明記され、8項目の学修目標（SBOs）が列記されている。そして37の症候・病態に対しての想定すべき原因疾患名の一部を列挙している。ただし、この症候・病態に対する原因疾患の列挙については「単純に疾患名を暗記することを期待しているのではなく、臨床推論では可能性のある病態から疾患を導き出すプロセスが重要であり、このプロセスを学修することで、十分に学んでいない疾患についても鑑別診断として想定できるようになることが目標である」として知識偏重の学修では

なく、推論の思考過程を学ぶことの重要性を説明している。そして、診療参加型臨床実習実施ガイドラインの参考例では、前述の37の症候・病態と想定すべき疾患名が列記され、各々の疾患に対して臨床推論を学んだかどうかをチェックすることを推奨し、「学生は教科書文献的知識だけでなく医療現場で必要となる思考法(臨床推論、臨床判断、診療計画の立案等)を学ぶ」として、診療参加型臨床実習における実践的な内容が記されている。

なお診療参加型臨床実習における学修方法について、講義や机上の自己学習のために、教員は双方向の講義や症例を準備するなどかなりの工夫が必要となる。また、臨床実習では、担当患者のデータや診療方針、その根拠等について自分で教科書や文献を調べたり、指導医とディスカッションしたりする場が提供され、学生が自ら学ぶことにより必要な知識・思考法・技能・態度を修得できるとしている。

令和4年度改訂版では、診療参加型臨床実習実施ガイドラインの中の内容を含め、多くは平成28年度改訂版を踏襲して作成されていて、医学系臨床実習後OSCEの臨床実習終了までに修得しなければならない項目の参考のなかに「得られた情報から適切な臨床推論を行う」と共用試験に向けた目標が挙げられている。

歯学教育モデル・コア・カリキュラム
Model Core Curriculum for Dental Education

平成28年度改訂版の歯学教育モデル・コア・カリキュラムまでは臨床推論についての項目はなかっ

たが、令和4年度改訂版から臨床推論の項目が新設された。これは歯学コアカリキュラム改訂に関する

調査研究チームが令和2年度と令和3年度に歯科医師臨床研修指導歯科医、臨床研修歯科医、都道府県歯科医師会等を対象にアンケートを行った結果、強化すべき学修目標がいくつか挙げられ、そのなかから「一連の診療の流れ（『診断能力』『臨床推論』『治療計画の立案能力』『基本的臨床技能』）」が次期コアカリキュラムで強化すべき学修目標として抽出された[13]。これらの意見の反映として、とくに「臨床推論」を新たに追加して、臨床研修につなげることを念頭においた学修目標を設定している。

歯学部、歯科大学の付属病院では、診断や治療が困難、複雑あるいはまれな病態や、先進的な医療研究の目的のため検査、治療方針決定が必要な症例など、学外施設とは異なる症例が多く集まる等の傾向がある。一方、一般的に頻度の高い疾患の検査・治療等、臨床実習で経験すべきとされる疾患は、大学病院外の地域の医療機関で経験できる可能性が高い。このため臨床実習協力施設における診療参加型臨床実習の導入の検討を推奨するなど、一部、医学コアカリキュラムに準拠した内容となっている。

また、「口腔・顎顔面領域の主な症候から病態生理学的に発症原因を推論し、分類、鑑別診断できる基本的能力を身に付ける。」ことをねらいとして、別表に「症候から鑑別すべき主な原因疾患」として歯科において高頻度に遭遇すると考えられる15の症候・病態について、代表的な疾患名と診断の軸の例を提示し、臨床推論を行う際に原因疾患群を分類、鑑別診断できる能力を修得できることを推奨している。なお、この症候・病態の列記については、医学コアカリキュラムと同様に「原因疾患を鑑別診断するプロセスを重視し、原因疾患を単純に全て暗記することは期待しない。」としている。

歯学教育における臨床推論
Clinical reasoning in dental education

近年の歯科医師国家試験の難易度が高まっているために、歯学教育の主眼が歯科医師国家試験合格に置かれる傾向がある。全国の歯学部、歯科大学とも歯科医師国家試験の合格率を上げることが重要な課題となっている。このため今日の臨床における学修環境は、知識獲得に重点が置かれ、システム2の思考を抑制してシステム1の思考を促進している[14]。歯科医師国家試験では、知識偏重をなくすため臨床実地問題の出題がされているが、臨床実地問題に対しても、臨床診断名に対する臨床所見の典型例を組み合わせで覚えさせる教育（システム1）が行われ、病態から臨床症状が誘発される組織的・病理的変化などを考える教育（システム2）は二の次になっている。6年次を中心とした教育は、問題文に列記されている典型例に対してシステム1の直感的思考で回答することができれば、時間と労力を節約でき、受験対策としては効率的であり、時間と労力のかかるシステム2による教育は行いにくいのが現状である。

6年間の教育課程

臨床実習が行われる高学年（5年次以降）では、前述のように、目前に迫ってくる歯科医師国家試験に向け、システム1による時間と労力を必要としない推論法を教育せざるを得ないであろう。

このためには組織学的、病理学的変化を教育する低学年のうちに、疾患が各組織のどのような病態変化を伴い、臨床症状としてどのような症状・兆候として表れるかを、臨床の現場と同じように思考させることが必要である。医学コアカリキュラムでは「入学後早期から主要な症候・病態をベースに基本的診療知識と診療技能と関連付けて統合した教育を展開することが重要である。」としており、歯学教育においても臨床実習時だけでなく、低学年から6年間を通して、患者情報を客観的に整理・分析し、得られた結果を論理的に考察するトレーニングを行うことで、臨床での推論能力を高めることができると考えられる。

臨床実習から臨床研修へ

正しい診断に行きつく臨床推論は、医師が疾患に関連した十分な知識を持っていることが前提であり、知識がまだ少ない学生では正確な臨床推論を当初から行うことはできない[15]。このため推論力を高める

ための研修では、考える時間を十分に与え、かつ情報過多を避けなければならず、この方略として比較的単純な症例を担当させることが望ましい[16]。前述のように、比較的長い病歴や複雑な病状の患者が集まりやすい大学の付属病院よりも、比較的病歴が短く単純な症状の患者が集まりやすい学外の医療機関に臨床実習の協力を仰ぎ、簡単な症例を学ばせることが提唱されている。しかし医育機関である大学の付属病院でさえも、近年では患者意識の変化から患者の臨床実習への協力を得ることが難しくなっている。学外の研修機関ではさらに困難が予想され、学生の臨床実習を学外の医療機関へ一部委託することは現状では難しい。このため令和4年度改訂版の歯学コアカリキュラムで挙げられている、高頻度で遭遇する15の症候・病態について、各大学の付属病院の臨床実習中、確実に発症原因を推論して原因疾患群を分類、鑑別診断できる能力を修得させることが望まれる。

　まず単純な症例で、症例・病態に対する情報を客観的に分析し、結果を論理的に考え疾患名を決定することを経験させる。さらに臨床推論は「Clinical Reasoning ＝臨床行為の理由付け」＝診断であり、思考過程を論理的に言語化して自分の思考過程をあきらかにすることが望まれる[17]。

　臨床推論の教育方法については多くの方法が提案されているが[18]、多大な時間を要することが予想されている[19]。一方で、各大学により設備的問題、人的問題など施設環境は異なるため、教育方法を画一的に決定するのは難しい。

　重要なことは、臨床実習においては単純な症例であっても、より多くの症例で臨床推論を経験させることであり、学生は症例を経験することで、次に類似した症例を解決する準備ができるようになる。自分が行った推論における思考過程を可視化しながら

理解し、その過程について指導者とともに効果的な省察を行い、臨床推論能力を高めていくことで問題解決型思考を養い、卒後の臨床研修に活かすことのできる教育となるのではないだろうか。

【参考文献】

1 ）大西弘高：The 臨床推論　第1版．南山堂，東京，2012．
2 ）Croskerry P：A universal model of diagnostic reasoning. Acad Med, 84：1022-1028，2009．
3 ）太田光秦：臨床推論の認知心理学背景とコーチングの方略．横浜医学，69：37-45，2018．
4 ）Croskerry P, Singhal G, Mamede S：Cognitive debiasing 1: origins of bias and theory of debiasing. BMJ Qual Saf, 22：1158-1164, 2013．
5 ）Berner ES, Graber ML：Overconfidence as a cause of diagnostic error in medicine. Am J Med, 121：S2-S23, 2008．
6 ）Norman GR, Monteiro SD, Sherbino J et al：The Causes of Errors in Clinical Reasoning: Cognitive Biases, Knowledge Deficits, and Dual Process Thinking. Acad Med, 92：23-30, 2017．
7 ）生坂政臣：疾患仮説形成：clinical hypothesis generation．日プライマリケア連会誌，34：77-79，2011．
8 ）内田貴之：診断の難しい歯原性歯痛−非歯原性歯痛を疑う前に−．the Quintesence，37：50-65，2018．
9 ）Berbaum KS, Schartz KM, Caldwell RT et al：Satisfaction of search from detection of pulmonary nodules in computed tomography of the chest. Acad Radiol, 20：194-201, 2013．
10）Hilliard AA, Weinberger SE, Tierney LM Jr et al：Clinical problem-solving. Occam's razor versus Saint's Triad. N Engl J Med, 350：599-603,2004．
11）松村正巳：臨床推論．日内会誌，106：2562-2567，2017．
12）Lawrence DK, Sriram CS：Intermittent atrio-ventricular block and ectopy in an infant following complex heart surgery: Occam's razor versus Hickam's dictum, J Arrhythm, 27：1380-1382, 2021．
13）堀岡伸彦，關　奈央子，河野文昭，他：モデル・コア・カリキュラム．日歯教誌，38：16-21，2022．
14）Patel JJ, Bergl P：More on the Causes of Errors in Clinical Reasoning, Acad Med, 92：1064-1065, 2017．
15）Schuwirth LWT, Durning SJ, King SM：Assessment of clinical reasoning: three evolutions of thought. Diagnosis, 27：191-196, 2020．
16）生坂政臣：初診外来での指導法．日プライマリケア連会誌，37：154-155，2014．
17）野村英樹：指導医のために　やさしい臨床推論とその指導法．日内会誌，97：1717-1722，2008．
18）宮田靖志（監訳）：ABC of 臨床推論　第1版．羊土社，東京，2018．
19）Gruppen LD：Clinical Reasoning：Defining It, Teaching It, Assessing It, Studying It. West J Emerg Med, 18：4-7, 2017．

第 1 章

臨床推論とは

1

Section 1

日常臨床で診断精度を上げるための臨床推論

和嶋浩一 *Koichi WAJIMA*
東京都・元赤坂デンタルクリニック　口腔顔面痛センター

本書の狙い

1. パターン認識法の落とし穴

　一般歯科臨床での診断は、多くの場合、治療経験があったり、馴染み深い病態であったりすることから、比較的簡単に正しく導き出される。このように、経験のある病態では、訴えの概略だけで、無意識に自分がもっている疾患イメージ、症状パターンと照らし合わせて、一致する病態を探して診断している。

　このような診断法は、「パターン認識法」という簡単で有用な方法である（図1）。しかし、パターン認識法のみの診断では、いったん診断エラーが生じると、正しい診断に至るまでパターン認識法を繰り返すことになる。また、最終的に正しい診断が得られても、なぜ診断エラーが生じたかを考察することがないため、次の診断の機会にフィードバックされない。そこで、診断エラーをどのように次の診断にフィードバックするかについて学ぶ必要がある。

2. 分析的臨床推論の重要性

　医療においては、疾患診断を目的とした二重思考過程理論全般を「臨床推論」と呼ぶ。なお、心理学では直感的と分析的の2つの思考モードを合わせて、二重思考過程理論や二重システム理論（Dual process theory）としている（これは人間が本来もっ

ている思考法である）。医学部においては、学部学生のポリクリで提示された患者の臨床推論で、仮説演繹法に従って鑑別診断を想起できる段階まで教育を受ける。一方、歯科においてはパターン認識法が経験的に身につき、多くの臨床例が簡単に診断できることから、改めて臨床推論を学ぶ必要性を感じることがなかった。

　しかし、口腔顔面痛は一般歯科とは少し異なり、複雑多岐にわたる疾患が含まれ、多様な症状パターン、複雑な疾患イメージがある。そのため、診断過程では直感的診断法のパターン認識法と分析的診断法の代表である仮説演繹法を並列して相互に補完しながら進められる。

　分析的診断法、とくに仮説演繹法を臨床で応用するにはトレーニングが必要である。日本口腔顔面痛学会では定例開催セミナーの1つである口腔顔面痛臨床推論実習セミナーにおいて、他に類を見ない仮説演繹法による実症例の診断トレーニングを中心として、医療面接から各種検査法の実習を行っている。

　臨床推論啓発の一環として、2020年に月刊デンタルダイヤモンド増刊号『臨床現場で役に立つ"痛み"の教科書』（図2）を発刊し、臨床推論のなかのパターン認識法と仮説演繹法による診断の進め方について、症例を提示して具体的に解説した。反響が大きく、一般歯科臨床家においても、臨床推論に関心があることが推察された。

3. 診断エラーの原因と防止方法

　本書には、一般歯科臨床での診断精度を上げるための2つの目的がある。それは、①臨床で一般的に

> パターン認識法は心理学でいう「ヒューリスティックス（heuristics：発見的手法）」という経験則や先入観から答えを導こうとする思考法に類似する。
> ヒューリスティックスには、素早く意思決定できるメリットがある一方で、判断ミスを誘発するというデメリットもある

図❶　パターン認識法とは？

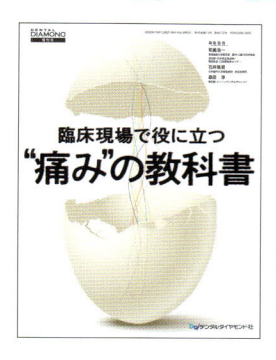

図❷ 『臨床現場で役に立つ "痛み" の教科書』（デンタルダイヤモンド社刊）

1. ある症例を経験した際に、第一印象で初期仮説が作られる
   ・症状がある疾患に似ているので、その疾患を想定する（代表性バイアス）
   ・印象深い、心に浮かびやすいある疾患を容易に思い出す（利用可能バイアス）

2. 思考過程の早期に現症の特殊な点に固執してしまい、初期情報だけに重きをおいて考える（アンカリングバイアス）

3. 他の可能性を考えることをやめてしまう（早期閉鎖）

4. ・自分の仮説（初期仮説）を支持するような所見を探すようになる（確認バイアス）
   ・自分の仮説を棄却する反証的な根拠よりも、仮説を支持する確証的な所見を探そうとする（確証バイアス）

5. 初期仮説が誤っていれば、結果的に診断エラーとなる

図❸ パターン認識法で診断エラーが生じるポイント

行われているパターン認識法で、どうして診断のミス、診断エラーが生じるのか、その原因を学ぶとともに、診断エラーが判明した場合、仮説演繹法で正しい診断を導き出す手順を覚える。そして、②パターン認識法での診断エラーを次の診断の機会に活かす方法を理解し、一般歯科臨床、口腔顔面痛臨床に活用してもらうことである。

ここでキーワードとなるのが、「パターン認識法」、「診断エラー」、「認知バイアス」、「劣状況」、「仮説演繹法」、「省察」であり、これらの用語を順に解説する。これらは歯科では馴染みのない用語であり、医科領域においても、2021年4月に発刊された書籍『診断エラー学のすすめ』（日経メディカル）で初めて紹介された。口腔顔面痛を含めた一般歯科臨床においても、診断エラーを防ぐことは非常に重要である。

パターン認識法で診断エラーが起こる一番の原因は「認知バイアス」が入り込むことである。認知バイアスにはいくつか種類があり、パターン認識で初期仮説が思い浮かび、いくつかの確認ステップが進むなかで認知バイアスが入り込んでしまい、誤った

初期仮説が確定されていく（図3）。

診断エラーを防ぐには、パターン認識法では認知バイアスが入り込んで診断エラーを起こす可能性があること、とくに劣状況では認知バイアスが入り込みやすいことを意識することが重要である。また、診断エラーに気づいた後は、分析的診断である仮説演繹法に切り替えて診断し直すことが必要である。そして、正しい診断が得られた後に、なぜ最初のパターン認識法で誤った初期仮説を思い浮かべたのか。そして、診断エラーが生じた過程を振り返り、次のパターン認識にフィードバックする必要がある（これを省察という）。

本書に関連する用語 *Terms related to this series*

1.「二重思考過程システム」、「ヒューリスティックス」、「パターン認識法」

1）二重思考過程システム

心理学・行動経済学の分野では、「思考には速い思考と遅い思考の2つのモードがある」という理論がある。この理論に基づいてシステム1（直感的思考）とシステム2（分析的思考）のように異なる特徴をもつ思考法において、どちらの方法が優れてい

るのか。日々の臨床においては「直感」と「分析」のどちらか一方だけではなく、多くの場合、医療面接、診査結果に応じて、無意識のうちに直感的思考と分析的思考を協働させながら診断を詰めていく。

筆者の臨床では、診断が比較的容易な症例・過去に経験のある症例であれば直感的思考に基づいて診断し、困難な症例・未経験の症例であれば分析的思考を優先させている。

2）「直感的思考、一発診断」の有効性

　誰もが悩む難症例が、時に「直感的思考、一発診断」で迅速に診断されることがある。実際に直感的思考に基づく診断を目の当たりにすると、この思考のもつ臨床的意義は大きいと感じる。臨床においては、ある程度の妥当性を担保した迅速性が、網羅性や論理性の分析的思考よりも優先されるケースもある。

3）ヒューリスティックス

　システム1（直感的思考）の欠陥である「本来の質問を簡単な質問に置き換えて考えてしまう」という思考パターンは、心理学の分野では「ヒューリスティックス（heuristics）」と呼ばれる。ヒューリスティックスでは、短い時間で必ず正しい答えを導けるわけではないが、ある程度のレベルで正解に近い答えを得ることができる方法である。パターン認識法はヒューリスティックスの1つであると考えるべきである。

4）パターン認識法

　直感的診断の代表であるパターン認識法は、患者から疾患の特徴的なパターンを見つけて、無意識下に、瞬間的に、「ひらめき」的に、直感的に診断する方法である。

　たとえば、歯痛を訴える患者が診療を待っている間に、冷たいペットボトル飲料を口に含み、しばらくすると吐き出して、また冷たい飲料を含むことを繰り返しているのを診るだけで、急性化膿性歯髄炎と診断できるという具合である。

　経験豊富な臨床医は患者の主訴や訴えを聞くだけで診断名がひらめき、この病気だろうと確信して検査し、迅速・正確に診断できるなど、非常に有用である。しかし、経験の少ない研修医、あるいはベテランでも経験のない疾患はパターン認識できないという欠点がある。

　パターン認識法の教育的欠点は、疾患の特徴を言語ではなく、イメージとして捉えているために、正確に伝えて教育できず、自分自身でも検証できないことである。その解決策は、イメージをキーワードとし、症状を言語化することである。

> ・診断の間違い（Wrong diagnosis）：Aという疾患をBという別の疾患に診断した
>
> ・診断の見逃し（Missed diagnosis）：本当はAという疾患に罹患しているが、罹患していないと診断した
>
> ・診断の遅れ（Delayed diagnosis）：Aという疾患の診断が適切なタイミングで行われず経過した。たとえば、1ヵ月（1週間）前から痛みを訴えて、数回受診しているが、Aと診断できず、「異常なし、原因不明」としていた。それが1ヵ月（1週間）経過後にAと診断できた

図❹　Aという疾患に罹患している患者の診断における診断エラー

2．「診断エラー」

　診断エラーとは、正確かつ適切なタイミングで解明できていない（狭義の誤診：Wrong diagnosis、診断の見逃し：Missed diagnosis、診断の遅れ：Delayed diagnosis）を包含する（図4）。これは知識がないことが原因ではなく、バイアスによる推論の誤りが原因であることが多いとわかっている。

3．「認知バイアス」、「劣状況」

　パターン認識法の過程に認知バイアスが入り込み、診断エラーを起こす。

　症例検討会などにおいて、診断エラー症例の資料をもとに、どの診断過程で、どのような状況で間違いが起きたのか、その診断過程の状況［劣状況ピットフォール（認知バイアス）］を共通の用語、概念を用いて検討することで、皆が共通の理解をもてる。そして、診断の誤りについて、防止策を明確にできる（図5、表1）。

4．「仮説演繹法」、「診断仮説想起」

　分析的アプローチ（その代表である仮説演繹法）では、患者の話を聞き、医学用語に置き換え、そのなかからキーワードを見つけて、仮説形成として鑑別診断のリストを作成し、次に仮説検証として、リストに挙がった鑑別疾患の可能性の検証を繰り返して診断を詰めていく方法である。経験の浅い研修医や経験豊富でも診たことのない疾患に対応するときには有用といわれている。

　パターン認識と仮説演繹法は相補的なもので、臨床経験とともにパターン認識が増えることにより、

確率の高い診断ができるようになるとともに仮説演繹法においても洗練された鑑別診断が想起できるようになり、診断能力が向上する。仮説演繹法の利点は**表2**のとおりである。

5.「省察」

診断のトレーニング法として、多くの文献を読んだり、多くの患者を診たり、あるいは診断能力に優れる医師を模倣したりするなどが行われてきた。最近、推奨される方法は省察的実践である。

省察（reflection）には、「reflection in action：行動をしながらの省察」、「reflection on action：行動後に省察」、「reflection for action：次の行動のための省察」の3つが存在する。

「行動をしながらの省察」の実践は、実際の診断をしていくなかで経験のない症例でパターン認識法が作動せず、相補的に仮説演繹法を作動させながら、どうにかして鑑別を広げて診断を絞っていくという行動のなかで振り返る（省察する）対処法である。また、「行動後に省察」とは、パターン認識法がうまくいかなかったときの振り返りを事後に行い、なぜ診断エラーが起こったか、またそのエラーが成長のためにどのような意味をもつかということを省察し、次回の同じような局面に活かすことである。

それ以上に重要なのが「次の行動のための省察」である。この省察では、自分が診断エラーを起こした原因に対して、その原因を解決するための具体的な訓練の課題を設定し、その訓練を実施する。これを繰り返すことで自身の成長の焦点が明確になる。「行動をしながらの省察」だけでは、その場しのぎの問題解決を繰り返すだけで、何かの突発的なひらめきがないかぎりパフォーマンスが向上する可能性がない。一方、「行動後に省察」や「次の行動のための省察」があれば、「行動後に省察」で改善点を見つけ、「次の行動のための省察」で具体的課題を立てそれを繰り返し訓練することで、いままで考えられなかった発展を生み出せる。

この3つの省察を組み合わせて実践することが、最新の臨床推論自己訓練法である。

●

本書のなかで用いられる用語は、基本的には心理

図**⑤** 認知バイアスの種類

1. 代表性バイアス：症状がある疾患に似ているので、その疾患を想定する
2. 利用可能バイアス：印象深い疾患を思い浮かべ、「その疾患だろう」と考えてしまう
3. アンカリングバイアス、固着性バイアス：診療情報の限られた側面のみに注目し、追加情報を無視して考えてしまう
4-1. 確認バイアス：自分の初期仮説を支持するような所見、情報だけを探す
4-2. 確証バイアス：自分の初期仮説を棄却する反証的で都合の悪い情報を探さず、仮説を支持する所見を探す

表**❶** 認知バイアスが入り込みやすい劣状況

医師の要因	繰り返し診断による単純化、決定疲労（decision fatigue：思考の疲れ）
	疲労（肉体的疲れ）
	睡眠不足
	ストレス状態
	知識・経験不足
	特別な感情状況、個人的事情
患者の要因	病歴をうまく話せない
	病気の複雑度が高い
	珍しい病状・疾患
	非典型的な表現
環境の要因	診療室の雰囲気が悪い
	患者が多すぎる
	引き継ぎの内容が悪い
	時間のプレッシャー
	電話、呼び出しなど、頻繁に診察が中断される

学、意志決定科学、行動経済学で生まれた用語と、それらをもとにつくられた医学用語が混在している（**表3**）。システム1とパターン認識法、システム2と分析的診断法を同義と考えて、本書を読んでいただきたい。

表❷　仮説演繹法の利点

診断推論の思考過程を言語化して整理するプロセスを伴う
思考過程を記録に残し、可視化できる
記録を共有できる
記録をもとに思考過程を自分で検証、あるいは検証してもらうことができる

表❸　用語の位置付け

	二重思考過程理論、二重システム理論（Dual process theory）	
心理学 意志決定科学 行動経済学 用語	**システム1 直感的思考** 自動システム	**システム2 論理的思考** 熟慮システム
	ヒューリスティックス（自分の経験に基づいて考えること、経験則的意思決定）	アルゴリズム（決まったルール・手順を使って何かを決めること、帰結主義的意思決定）
	意思決定はシステム1→システム2の順に行われ、システム2が最終決定権をもっているため、計算問題など、システム1で答えが出せないときに働く。意識しないと、システム1で生まれた、それらしい連想をよく確認しないまま正しいとしてしまう傾向がある	

	臨床推論		
医学用語		パターン認識法、イメージ診断	分析的診断法（仮説演繹法）
	利点、特徴	迅速、効率的、直感的、芸術的	分析的、科学的、キーワード、言語化
	欠点	一般的にバイアスの影響を受ける、臨床経験が必要	時間がかかる、豊富な知識が必要

第2章

臨床推論に必要な
基礎知識

　一般歯科臨床で診る痛みの多くは、歯髄炎、根尖性歯周組織炎、辺縁性歯周組織炎、智歯周囲炎、口内炎など最後に"炎"のつく、炎症による痛みである。別な見方をすると、炎症による痛みは侵害受容性疼痛であり、急性痛とも理解される。それでは、痛みは炎症によるものだけなのか、侵害受容性疼痛、急性痛だけなのか。痛みの発生メカニズムには侵害受容性疼痛の他に神経障害性疼痛、最近になり、新しい概念である痛覚変調性疼痛の3つが挙げられる。そして、神経障害性疼痛、痛覚変調性疼痛のほとんどは慢性痛でもある。

　口腔顔面痛臨床では神経障害性疼痛、痛覚変調性疼痛による歯痛、口腔顔面痛は珍しくなく、一般歯科医師には聞き慣れない痛みメカニズムながら、慢性痛を含めて理解しておくことを勧める。

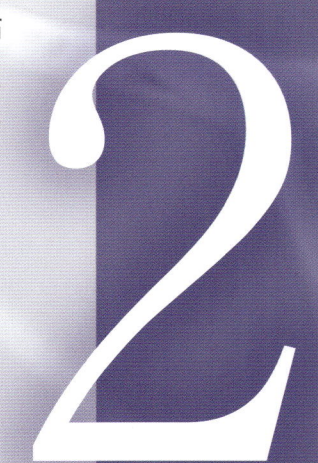

口腔顔面領域における痛みの発生メカニズム

Section 1

岡田明子 *Akiko OKADA*
日本大学歯学部　口腔内科学講座

　歯科を受診する患者の主訴は、「口腔内や顔面領域の痛み」であることがほとんどである。通常は痛みを訴える場所に原因があり、何かしらの異常所見が認められるため、診断に難渋することはない。しかし、歯や歯周組織にあきらかな原因がないのに口腔内に痛みを訴える患者がいる。

　歯や歯周組織に痛みが生じるう蝕や歯髄炎、歯周疾患といった一般的な歯科疾患を「歯原性歯痛」と分類している。しかし、歯や歯周組織とは別の疾患が原因となっている場合がある。患者は歯や歯肉が痛むので歯科を受診するが、原因が別にあるため診断や治療に難渋し、誤診や過治療を招くこともある。

　歯に原因がないにもかかわらず歯に痛みがあるものを「非歯原性歯痛」と呼び、**表1**のような疾患が知られている[1]。歯痛で歯科医院を受診した症例の3％に非歯原性歯痛が認められ、9％に歯原性歯痛と非歯原性歯痛が混在していたとの報告がある[2]。

　痛みの発症機序はいまだ完全には解明されておらず、原因が不明とされる痛みは数多くある。しかし、痛みを正しく理解、解明しようとする試みは日々進んでおり、口腔顔面領域の痛みに携わる研究者はもとより、歯科治療にかかわる医療従事者は日々の研鑽が求められる。

　口腔顔面領域に生じる痛みを理解するには、まず疾患を正しく分類できることが必要となる。痛みの分類法にはさまざまあるが、発生メカニズムによる分類が最も理解しやすい。痛みの発生メカニズムは、侵害受容性疼痛、神経障害性疼痛、痛覚変調性疼痛の3種類に分類できる（**図1**）[3]。

　本稿では、痛みの発生メカニズムの概要をこの3種類の痛みに分類して説明する。

口腔顔面領域の痛みの発生メカニズム
Mechanisms of pain in the orofacial region

1．侵害受容性疼痛

　歯原性歯痛の痛みは侵害受容性疼痛である。侵害受容性疼痛とは、組織が損傷するような侵襲の強い刺激（侵害刺激）が加わると、末梢組織においてプロスタグランジンやブラジキニンなどの炎症性神経伝達物質が放出され、自由神経終末に存在する侵害受容器が活性化して生じる痛みである（図1-1）。

　痛みをさらに発症場所で分類すると、歯原性歯痛は体性痛や内臓痛であり、体性痛は表在性体性痛（体表痛）と深部性体性痛（深部痛）に分けられる。歯肉炎など体表の痛みは体表痛であり、歯髄の痛みは発生由来から内臓痛、歯根膜炎の痛みは深部痛に分類される。

　体表痛は痛みを感じる部位と発生源部位は同一であることが多く、診断は比較的容易である。しかし、急性化膿性歯髄炎のような強い痛みでも、患者が患歯とは違う隣在歯や対合歯の痛みを訴えることもあるように、深部痛や内臓痛では痛みはび漫性となりやすく、診断が困難である。

　内臓痛や深部痛のように痛みの原因部位と自覚部位が異なる痛みを異所性疼痛と呼び、投射痛と関連痛がある。

1）投射痛

　投射痛とは、痛みの原因部位と自覚部位が同じ神

表❶ 日本口腔顔面痛学会による非歯原性歯痛の分類（参考文献[1]より引用改変）

1．筋・筋膜性歯痛 　　咀嚼筋およびその他の頭頸部筋の筋・筋膜痛由来の痛み
2．神経障害性歯痛 　　1）発作性：三叉神経痛、多発性硬化症などの脱髄性疾患 　　2）持続性：帯状疱疹性神経痛、帯状疱疹後神経痛、抜髄、脳卒中など
3．神経血管性歯痛 　　片頭痛、群発頭痛などによる痛み
4．上顎洞性歯痛 　　急性上顎洞炎由来の痛み
5．心臓性歯痛 　　虚血性心疾患（狭心症・心筋梗塞）、心膜炎などによる痛み
6．精神疾患または心理社会的要因による歯痛 　　身体症状症などによる痛み
7．特発性歯痛 　　とくに器質的異常が認められない痛み
8．その他さまざまな疾患により生じる歯痛 　　悪性リンパ腫、大動脈解離、肺がん、側頭動脈炎など

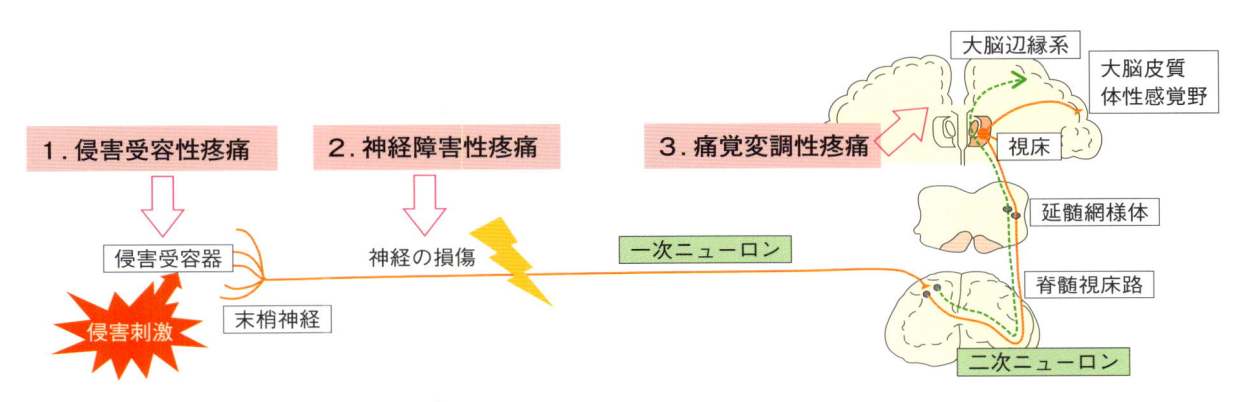

図❶ 痛みの原因による分類（参考文献[3]より引用改変）

経支配の内で、異なる部位に存在するものである。下顎歯に原因があるのに上顎歯が痛む場合などもこれにあたる。しかし、実際には投射痛は関連痛と表現されることが多く、広義の関連痛とすることが多い。

2）関連痛

　関連痛とは、異なる神経支配領域に痛みの原因部位と自覚部位が存在するものである。虚血性心疾患の発作時に下顎が痛むことなどが知られている（心臓性歯痛）。関連痛が生じるメカニズムとしては、腸膜皮膚反射説、軸索反射説、収束投射説、上位中枢説、Head's zone 説などがあるが、軸索反射説と収束投射説がよく知られている。

①軸索反射説[4]

　三叉神経節や脊髄後根神経節の細胞から軸索が枝分かれし、皮膚や筋などの異なる部位に軸索を伸ばしている。その部位からインパルスが生じてニュー

ロンが興奮し、脳がその部位に分布する異なる枝からの情報と処理して関連痛が生じるとする。

②収束投射説[5]

　延髄や脊髄後角、脊髄視床路の同一ニューロンに筋などからの求心性線維と、皮膚などからの求心性線維が収束し、それぞれがこのニューロンを興奮させる。その筋などに異常が生じていないときは、このニューロンは皮膚などから伝達されるインパルスによって興奮し、脳はこのニューロン活動を皮膚の痛みであると学習する。その後、筋などに異常が生じ、そこから疼痛情報のインパルスが送られてニューロンが興奮すると、脳は過去の学習に基づき、このニューロンにインパルスを送る皮膚に痛みが生じていると判断する。

　侵害受容性疼痛が異所性疼痛を引き起こすと非歯原性歯痛が生じることがある。筋・筋膜性疼痛によ

る歯痛、神経血管性歯痛、上顎洞性歯痛、心臓性歯痛では咀嚼筋、頭部の神経・血管等組織、上顎洞、心臓の各組織が痛みの原因部位であり、その関連痛が歯に生じる。

2．神経障害性疼痛

神経障害性疼痛は、神経自体の損傷や疾患の直接的な結果として引き起こされる疼痛である（図1-2）。とくに抜歯、抜髄、インプラント埋入などの医療行為により生じる外傷後三叉神経障害性疼痛は難治性であり、患者とのトラブルに繋がるため、よく理解しておく必要がある。三叉神経痛や舌咽神経痛などの発作性と、帯状疱疹後神経痛や外傷後三叉神経障害性疼痛などの持続性に大別される。

1）発作性神経障害性疼痛─三叉神経痛

典型的三叉神経痛の痛みの発生メカニズムは、いまだ完全には解明されていない。しかし、小脳橋角部において、上小脳動脈などの微小脳血管が三叉神経根を圧迫することが原因と考えられている。三叉神経根が橋に繋がる神経根侵入部位は髄鞘が薄く障害を受けやすい。したがって、三叉神経根が交差する血管によって圧迫され、神経線維が脱髄すると考えられている。微小血管による三叉神経根の圧迫以外の原因として腫瘍などによる圧迫があり、二次性三叉神経痛に分類される。この圧迫は腫瘍自体の侵入、あるいは腫瘍と隣接した構造体および血管との間に三叉神経が挟まれることにより引き起こされる。

2）持続性神経障害性疼痛─外傷後三叉神経障害性疼痛

三叉神経末梢や組織の損傷により発症し、口腔顔面領域の難治性疼痛の1つとされている。損傷の原因はさまざまで、機械的損傷や化学的損傷などがある（表2）。罹患部位に感覚低下やアロディニア、痛覚過敏などの感覚異常を認めるのが特徴である（表3）[6]。

神経障害性疼痛が発症するメカニズムにおいてはさまざまな説があるが、末梢神経と中枢神経においては、後述するように考えられている。

①末梢神経メカニズム

神経の障害により、自発的な神経発火、三叉神経節細胞の興奮性亢進、交感神経の感覚神経への発芽などが生じると考えられている。また、正常シナプス以外の場所で神経線維がエファプス（電気信号の授受を行う場所）で互いにインパルスを伝達し、隣接した線維にエファプス伝達による刺激を誘発することが考えられている。近年では、三叉神経節神経細胞周囲にあるサテライト細胞やマクロファージなどが神経障害性疼痛に関与していることも報告されるようになった。

②中枢神経メカニズム

神経障害後の延髄三叉神経脊髄路核において、さまざまな疼痛関連受容体や神経伝達物質の量的、機能的変化、ミクログリアやアストロサイトなどのグリア細胞活性化の関与などが報告されている。他にも、生体では痛みを抑制する機構がいくつか働いており、二次ニューロンの興奮性を抑制させて痛みを減弱させる。その代表である下行性疼痛抑制系が神経障害性疼痛において変調するといわれている。神経障害性疼痛の治療薬であるSNRI、三環系抗うつ薬などは、この下行性疼痛抑制系を賦活させて痛みを改善させることがわかっている。

3．痛覚変調性疼痛

侵害受容性疼痛や神経障害性疼痛とは違い、組織へのダメージや神経伝導路の異常がないにもかかわらず、痛みの知覚異常・機能の変化によって生じる第3の痛みとして「痛覚変調性疼痛」が近年に提唱された（図1-3）。

口腔顔面領域では、「舌痛症（口腔灼熱痛症候群）」や「持続性特発性顔面痛・歯痛」が分類される。前述の下行性疼痛抑制系の変化や中枢性感作、脳内神経ネットワークの変化などの関与が考えられている。

中枢性感作では、末梢からの強い侵害刺激の伝達が長期にわたり繰り返されると、二次ニューロンより上位中枢において可塑的な変化を起こす。また、痛みにより活動が盛んになる脳の領域（痛み関連脳内神経ネットワーク）の解明が進んでおり、痛みは感覚だけではなく、情動や認知に関する脳領域も活動していることがわかってきた（図2）。痛みにより活動する領域は脳の離れた部位に複数あり、総体として「痛み」という多次元の主体的体験を生み出す神経のネットワークが形成されている[8]。

痛覚変調性疼痛では、情動や認知などに関わる領

表❷ 神経損傷の原因

機械的損傷	化学的損傷
●顎骨骨折 ●外科的矯正術 ●下顎智歯抜歯 ●インプラント埋入術 ●根管治療 ●歯周外科 ●伝達麻酔による神経損傷 ●血腫・浮腫・器具による圧迫 ●フラップの牽引	●炎症による神経変性 ●歯科用薬剤の漏洩による神経変性 ●細菌感染による神経変性 ●血管収縮剤による虚血

表❸ 神経障害性疼痛による感覚の異常の種類（参考文献[6]より引用改変）

感覚の異常の種類	症状
感覚鈍麻 （hypoesthesia）	刺激に対する感受性の低下、特殊な感覚を除く
痛覚鈍麻 （hypoalgesia）	通常では痛みを生じる刺激に対して反応が低下した状態
痛覚過敏 （hyperalgesia）	通常、痛みを惹起するような刺激に対して痛みの反応が亢進した状態
アロディニア： 異痛症 （allodynia）	通常、痛みを感じない刺激によって生じる痛み
ジセステジア： 不快を伴う異常感覚 （dysesthesia）	自発性、あるいは誘発されて生じる不快な異常感覚

域に変化が生じたり、さまざまな領域のネットワークの変化が生じたりすることにより、器質的病変がなくても疼痛が発生することなどが考えられている。

　以上のように痛覚変調性疼痛の疼痛メカニズムは未知の領域ではあるが、磁気共鳴機能画像法（fMRI）などの機能的脳活動の画像化の発展により、痛覚変調性疼痛の解明が進められている。

● ● ●

　前述のように、痛みの発生メカニズムはいまだすべてが解明されているわけではない。しかし、これまで説明のつかない痛みを患者が訴える場合は、「心因的なもの」や「気のせい」として片づけられてきたが、痛覚変調性疼痛のように痛みの原因が存在することがわかってきた。

　痛みの発生メカニズムを理解することにより、これまで理解できなかった患者の訴えをより理解できるようになってきた。また、痛みの原因がわからず最も不安を抱えているのは患者であり、患者がその原因を少しでも理解できれば、不安が軽減され、痛みの緩和に導きやすい。

　痛みの発生メカニズムの理解が、今後の診療の一助となれば幸いである。

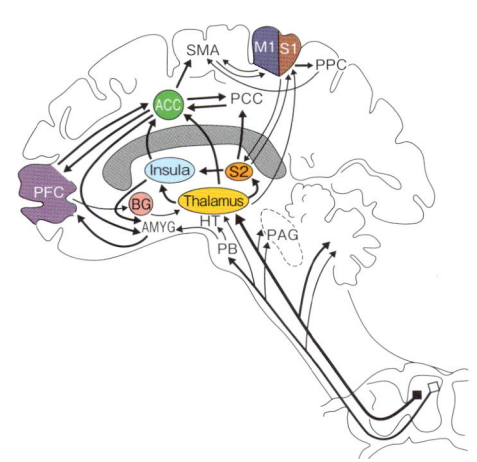

S1：第一次体性感覚野
S2：第二次体性感覚野
ACC：前帯状回
PCC：後帯状回
IC：島
Thalamus：視床
PFC：前頭前野
AMYG：扁桃体
SMA：補足運動野
PAG：中脳水道灰白質
M1：第一次運動野

図❷　おもな痛み関連脳内神経ネットワーク領域（参考文献[7]より引用改変）

【参考文献】
1）日本口腔顔面痛学会（編）：非歯原性歯痛の診療ガイドライン改訂版．日本口腔顔面痛学会，2019．https://jorofacialpain.sakura.ne.jp/wordpress/wp-content/uploads/2019/08/4038ebae14e5cbe40d14611b63e02a7b.pdf
2）Sanner F: Acute right-sided facial pain: a case report. Int Endod J, 43: 154-162, 2010.
3）岡田明子：口腔内に生じる原因不明痛の鑑別法．日本歯科麻酔学会雑誌，52（2），2024．
4）小西史郎：軸索反射説．脳の科学，22（12）：1319-1324，2000．
5）Ruch TC: Visceral sensation and referred pain. In: Fulton JF, editor Howell's textbook of physiology. 15th Edition, Philadelphia: Saunders, 1947: 385-401.
6）日本ペインクリニック学会（編）：ペインクリニック用語集4版．日本ペインクリニック学会用語委員会，真興交易株式会社，1999．
7）Apkarian A V, Bushnell M C, Treede R D, Zubieta J K: Human brain mechanisms of pain perception and regulation in health and disease. Eur J Pain, 9（4）：463-484, 2005.
8）倉田二郎：痛みのバイオマーカーとしての機能的脳画像診断法．真興交易株式会社医書出版部，東京，2020：161-170．

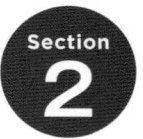

Section 2 診断エラーを防ぐ歯原性歯痛における鑑別のポイント

小出恭代 *Yasuyo KOIDE*

日本大学松戸歯学部　有床義歯補綴学講座

歯原性疾患か非歯原性疾患か
Odontogenic or non-odontogenic disease?

　歯痛をはじめとした口腔顔面痛は、時に非常に複雑な病態を示し、しばしば原因不明とされる。そのため、患者は複数の歯科医院を受診し、不必要かつ不可逆的な歯科的介入が行われた後に口腔顔面痛外来を受診する。口腔顔面痛の診療で重要なのが、患者の訴え、問題を明確にし、正しく診断することである。

　内田らは、2016年1月〜2018年12月までの3年間、日本大学松戸歯学部付属病院を紹介にて受診した患者の臨床統計を示した。紹介患者のなかで、紹介元で原因不明として紹介されたが、実際の診断が歯原性疾患であった症例は40%以上であった[1]。

　歯科医師がまず鑑別しなければならないのは、歯原性疾患であるか非歯原性疾患であるかである。

　本稿では2症例を提示し、パターン認識法、仮説演繹法に基づき最終診断に至った経緯、またパターン認識法にて診断エラーが生じた理由を推察する。

症例1
Case

患者：40歳、女性

主訴：左側顔面が痛い。夜、寝ると激痛が起こり、約3週間きちんと眠れていない

医科的既往歴：

・全身疾患；なし

・服薬；ベポタスチン（タリオン®）、カルバマゼピン、メコバラミン

・手術経験；なし

アレルギー：アレルギー性鼻炎

嗜好：喫煙（−）、飲酒（−）、楽器（−）

外傷：なし

現病歴：

・X年Y月25日；仕事中、左側頬部に激痛を感じたが、冷やすと治まった。歯科を受診し、ロキソプロフェンナトリウムを処方され、服用。起きている間に激痛はないが、夜、寝ると悪化した

・X年Y月27日；朝、顔がむくみ、体重が3kg増加

していた。再度、歯科を受診し、ジクロフェナクナトリウムを処方された

・X年Y月30日；三叉神経痛と診断され、カルバマゼピンとメコバラミンを処方された。痛みのあるときだけ服用していた。日中に強い痛みはないが、夜、寝ると悪化するため眠れない

・X年Y＋1月6日から分3で400mg／日（カルバマゼピン）

・X年Y＋1月9日；当院受診

1．前医の診断を推察

①紹介内容：左側顔面痛にて来院、他院にて三叉神経痛と診断され、カルバマゼピンを服用しているが、痛みの著しい改善は認めなかった。

②主訴：左側顔面が痛い。「夜、寝ると」激痛が起こる。ロキソプロフェンナトリウムが効かない。顔がむくみ、体重が3kg増加していた。

③主訴、症状に対するイメージ：非歯原性？

④気になる口腔内所見：とくになし

⑤思い浮かぶ診断名：非歯原性歯痛

⑥確認検査：不明

⑦最終診断：三叉神経痛

　その後、前医からの情報は一度白紙に戻し、検討を行った。

2．所見（表1、2、図1）

　左側頬部に腫脹を認めるが、これは幼少期からあり、15年前のMRI検査にて脂肪腫の疑いと診断された。リンパ節の腫脹などは認めなかった。無痛開口量は43㎜と開口に問題はなく、咬筋および側頭筋に圧痛はあるが激痛ではなかった。

　下顎の側方、前方運動でも痛みの誘発はなく、顎関節部にも異常は認めなかった。視診にて口腔内には異常は認めず、歯に打診痛および咬合痛はなかった。神経診察にて異常は認めなかった。

3．診査・診断：｜7 歯髄炎

　画像検査を行い、歯冠部に歯髄腔に及ぶ透過像を認めたため、歯髄炎と診断し、抜髄した。抜髄後に痛みは消失し、横になって眠れるようになったとのことであった。

4．なぜ、診断エラーが生じたのか

　数軒の歯科医院（耳鼻咽喉科も含む）で視診による実質欠損を認めなかったこと、ロキソプロフェンナトリウムの効果が確認できなかったことにより、非歯原性歯痛と診断したと推察される（Overconfidence バイアス）。

　画像検査を行ったかは不明であるが、口腔内に異常は認めなかったという前医の診断に固執してしまった可能性が考えられる（アンカリングバイアス、固着性バイアス）。さらなる医療面接の結果、痛みは「夜、寝ると激痛を生じる」のではなく、「横になると激痛を生じる」とのことで、医療面接が不十分であったと推察される。また、「起床時に顔がむくみ、体重が3 kg増加していたこと」から歯原性歯痛は否定された可能性がある。

　三叉神経痛の診断に至るまでの過程は不明であったが、痛みの発現時間などを聞いていなかった可能性があり、カルバマゼピンの効果が曖昧だったため、三叉神経痛を否定する確証が得られなかったと推察される。

表❶　疼痛構造化問診票

1.	部位	**左側顔面痛**
2.	発現状況	約3週間前に仕事中に左側頬部に激痛
3.	経過	仕事中に突然、生じた
4.	痛みの質	ハンマーで叩かれたような激痛
5.	痛みの程度	NRS10/10
6.	頻度	発作性
7.	持続時間	30分〜3時間
8.	時間的特徴	夜間に増悪
9.	増悪因子	横になる
10.	緩解因子	冷やして治まる
11.	随伴症状	なし
12.	疼痛時行動	アイスパックで冷やし、じっとしている

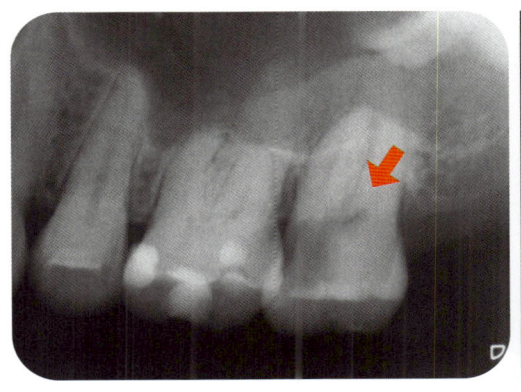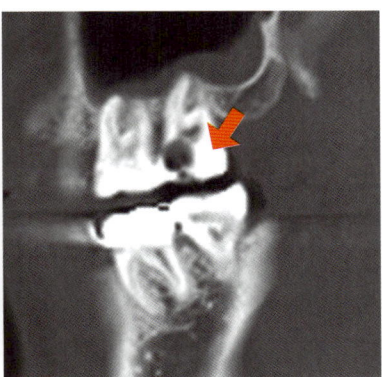

図❶　画像検査（左：デンタルX線写真、右：CBCT画像）

表❷ 症例1の仮説演繹法

ステップ❶ 主訴、症状		ステップ❷ 鑑別診断想起		ステップ❸ 確認		予備診断結果
	医学用語に置換：	これだろうと思う疾患から、見逃してはならない疾患、心因性も考慮する		鑑別診断の確認作業、検査・問診、鑑別診断ごとに検査する		
3週間前から左側の頬が痛い	自発痛	見逃してはならない疾患	頭蓋内占拠性病変	12脳神経診査 MRI	異常なし 実施せず	×
			二次性三叉神経痛			
			上顎洞炎	CT検査	鼻閉感なし、左側上顎洞に陰影あり	△
横になると激痛が起こり、約3週間きちんと眠れていない	発作性 来院時；NRS 0/10 発作発現時；NRS 10/10 持続時間；30分〜1時間 夜間に増悪	この症状で一般的な疾患	歯髄炎	電気歯髄診 X線画像検査	60／80（反応あり）	○
			根尖性歯周炎	打診／根尖部圧痛 X線画像検査	痛みなし／なし	○
			急性・慢性歯周炎	歯周ポケットの確認	歯周ポケットなし	×
				X線画像検査	異常所見なし	×
			歯冠・歯根破折	X線画像検査	視診にて破折線は認めない	△
ロキソプロフェンナトリウムで少し楽になる	鎮痛薬効果あり		典型的三叉神経痛	トリガーゾーンの確認	発作の誘発なし	×
				MRI	実施せず	—
		この例はこの疾患の可能性	神経障害性疼痛	定性感覚検査 痛み性状確認	感覚異常なし 痛みの性状は異なる	×
		他に考えられる疾患	三叉神経・自律神経性頭痛（TACs）	自律神経症状の有無	なし	×
			筋・筋膜性疼痛	筋触診と関連痛の確認	筋肉痛・関連痛ともに認められず	×
		心因性	不安障害 身体症状症	医療面接	異常なし	×

患者：29歳、女性

主訴：抜歯した左下の親知らずの奥の歯ぐきが痛い。痛みがひどいときは頭痛もする

医科的既往歴：

・全身疾患；なし

・服薬；市販薬のイブプロフェンナトリウム（イブ®）、ジクロフェナクナトリウム（ボルタレン®）25mg 2T

・手術経験；なし

アレルギー：なし

嗜好：喫煙（−）、飲酒（0.5合／週）、楽器（−）

現病歴：

・X年Y月：8抜歯、難抜歯だったとのこと。抜歯後1ヵ月で7に知覚鈍麻が生じたが、現在は改善している。その後も抜歯した部位に食べ物が当たると痛みがあったため、接触しないよう気をつけて食事をしていた

・X年Y＋5月23日：夜からズキズキした痛みが起こる。25日までは夜、寝ると痛みが生じ、朝になると改善した

・X年Y＋5月27、28日：16時ごろから痛み始め、市販のイブ®を服用して就寝したが、痛みで目覚めた

・X年Y＋5月28日：午前中から痛みが生じた

・X年Y＋5月29日：痛みで目覚めた。近隣歯科にてボルタレン®を処方されたが、効果はなかった。痛いときとそうでないときがあり、痛みが出ると

表❸　疼痛構造化問診票

1.	部位	8の奥の歯肉の痛み
2.	発現状況	1週間前から
3.	経過	1週間前の夜から始まった
4.	痛みの質	拍動性の痛み
5.	痛みの程度	NRS 7/10
6.	頻度	持続痛（消失するときもある）
7.	持続時間	持続痛
8.	時間的特徴	夜間に増悪
9.	増悪因子	夜間に増悪
10.	緩解因子	他の部位に炭酸水で刺激を与える、氷を噛む
11.	随伴症状	なし
12.	疼痛時行動	鎮痛薬服用

長く続く

1．前医の診断を推察

①紹介状の内容：抜歯窩治癒不全、原因不明の痛み。

②主訴：抜歯した左下の親知らずの奥の歯ぐきが痛い。「夜、寝ると」激痛が起こる。ボルタレン®が効かない。市販薬のイブ®は少し効く気がする。

③主訴、症状に対するイメージ：非歯原性？骨髄炎？

④気になる口腔内所見：とくになし

⑤思い浮かぶ診断名：非歯原性歯痛、下顎骨骨髄炎

⑥確認検査：画像検査

⑦最終診断：不明

　前医からの情報は一度白紙に戻し、検討を行った。

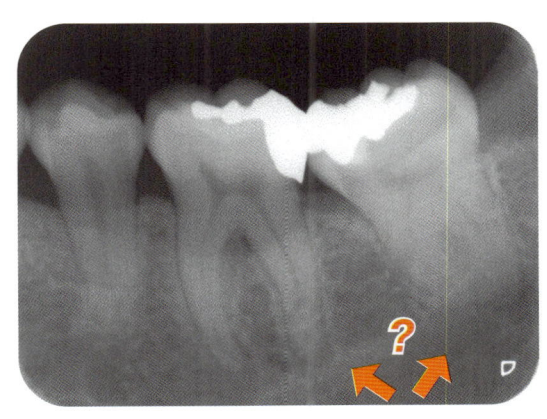

図❷　画像検査（デンタルX線写真）

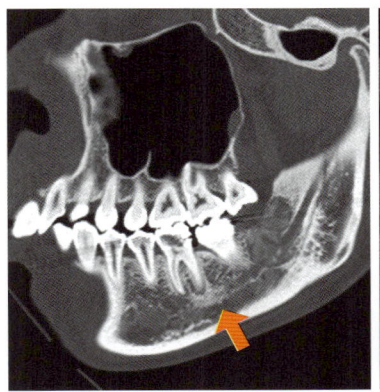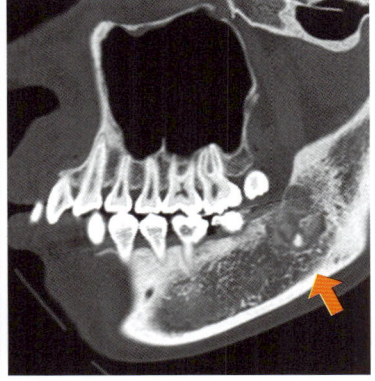

図❸　画像検査（CBCT画像）。左下に骨硬化像、8の残根を認めた（矢印）

表❹　症例2の仮説演繹法

ステップ❶ 主訴、症状		ステップ❷ 鑑別診断想起		ステップ❸ 確認		予備診断結果
	医学用語に置換：	これだろうと思う疾患から、見逃してはならない疾患、心因性も考慮する		鑑別診断の確認作業、検査・問診、鑑別診断ごとに検査する		
1週間前から左下の親知らずの奥の歯ぐきが痛い	自発痛	見逃してはならない疾患	頭蓋内占拠性病変	12脳神経診査 MRI	異常なし 実施せず	×
			二次性三叉神経痛			
			骨髄炎	CT検査	左下に骨髄炎所見あり	○
痛いときと痛くないときがある	発作性 来院時； NRS7/10 発作発現時； NRS10/10 持続時間； 30分〜1時間	この症状で一般的な疾患	歯髄炎	電気歯髄診 X線画像検査	80／80（反応あり）	×
			根尖性歯周炎	打診／根尖部圧痛 X線画像検査	痛みなし／なし	○
			急性・慢性歯周炎	歯周ポケットの確認	歯周ポケットなし	×
				X線画像検査	異常所見なし	×
痛みがひどいときは頭痛も起きる	夜間に増悪		歯冠・歯根破折	X線画像検査	視診にて破折線は認めない	△
市販薬のイブ®が少し効くボルタレン®は効かなかった	鎮痛薬は少し効果あり		典型的三叉神経痛	トリガーゾーンの確認	発作の誘発なし	×
				MRI	実施せず	―
		この例はこの疾患の可能性	神経障害性疼痛	定性感覚検査 痛み性状確認	感覚異常なし 痛みの性状は異なる	△
			TACs	自律神経症状の有無	なし	×
		他に考えられる疾患	筋・筋膜性疼痛	筋触診と関連痛の確認	左側側頭筋に圧痛 左下が痛くなったときに生じる痛みと同様の痛み 関連痛なし	○
		心因性	不安障害 身体症状症	医療面接	異常なし	×

2．所見（表3、4、図2、3）

　顔面腫脹などの所見はなく、リンパ節腫脹も認めなかった。無痛開口量は52㎜であり、開口量に問題はなかった。左側側頭筋に強い圧痛を認め、それは左下の歯肉が痛くなったときに生じる頭痛と同様の痛みであった。左側咬筋に圧痛はなく、顎関節部に異常所見は認めなかった。視診にて口腔内に炎症所見や歯の実質欠損などの異常は認めなかった。

3．診査・診断

　⌐7に打診痛はなく、⌐6に打診痛を認めたため、割り箸を咬合させたところ、痛みを誘発した。電気歯髄診にて⌐7には生活反応あり、インレーが装着されており正確ではないが、⌐6には生活反応を認めなかった。

　画像検査を行ったところ、⌐6根尖周囲の透過像、骨硬化像と⌐8の残根を認めた。その際、デンタルX線写真では根尖周囲の透過像が確定的ではなかったため、CBCTによる画像検査も行った。

　⌐6歯髄炎から根尖性歯周炎への移行と診断して、保存科に感染根管治療を依頼、インレーの除去後、再度歯髄電気診を行ったところ、やはり生活反応は認めなかった。アクセスオープニング時に腐敗臭があり、遠心根に痛みを生じたとのことだった。再来院時に痛みは消失していた。

4．なぜ、診断エラーが生じたのか

　⌐8抜歯後に知覚鈍麻が生じたことに対する不安があり、患者の訴えが「⌐8の奥のほうの歯ぐきが痛む」という患者の解釈モデルが強かった（確認バイアス、確証バイアス）。前医にて⌐8残根の存在は説明されており、CBCT検査も行っていたが、⌐6の根尖周囲の透過像はあきらかでなかった可能性がある。

　さらなる医療面接の結果、痛みは「夜、寝ると激痛」ではなく、「横になると激痛」を生じていたことがわかったが、骨髄炎と歯髄炎の鑑別はできなかったと考えられる。また、鎮痛薬の効果が不明であったことも診断エラーに繋がったと推察される。

2症例の推察　*Inference from two cases*

　症例1、症例2ともに何軒もの歯科医院を受診し、歯原性歯痛を否定されている。前医での診断によりアンカリングバイアス、固着性バイアスが働き、診断エラーに繋がったと推察される。

　両症例とも典型的な歯原性歯痛とは異なっているようであるが、綿密な医療面接により正確な診断に近づく。その際には前医からの情報は一度白紙に戻し、検討を行うことが不可欠である。症例1では他院にて三叉神経痛と診断されていたこと、症例2では⌐8抜歯後に知覚鈍麻を生じ、⌐8遠心部に痛みを訴

えたことが診断エラーに繋がった大きな要因であったと考えられる。

　患者の訴える痛みの部位に異常所見がなかったとしても、綿密に口腔内の診査を行い、口腔内に原因がないかを精査し、歯原性歯痛の鑑別を行う必要がある。

【参考文献】
1）内田貴之．他：原因不明による紹介患者の歯原性疾患に関する臨床統計．日本口腔顔面痛学会雑誌，12（1）：11-17．2019．

Section 3 筋の痛みが引き起こす歯痛

滝澤慧大 *Keita TAKIZAWA*
野間 昇 *Noboru NOMA*
日本大学歯学部　口腔内科学講座

非歯原性疼痛のなかで最も多い病態として、咀嚼筋群の筋・筋膜性疼痛が挙げられる。筋・筋膜性疼痛は、しばしば歯や頭部などの咀嚼筋群から離れた部位に関連痛を生じることがある。臨床の場でも遭遇頻度が高い疾患であり、歯痛と誤診され、抜髄や抜歯に至るも疼痛が改善しないケースが散見される。読者の先生方は自信をもって、筋・筋膜性疼痛の診断を下せるだろうか。

本稿では筋・筋膜性疼痛のメカニズム、診査方法、確定診断に至るコツ、治療法などを述べる。

筋・筋膜性疼痛のメカニズム *Mechanism of muscle and myofascial pain*

日中の時間経過に伴い増悪する筋・筋膜性疼痛は、日中行われる無意識の歯列接触癖（Tooth Contacting Habit：TCH）、他方で起床時の筋・筋膜性疼痛は、夜間ブラキシズムが原因であると考えられている。いずれも持続的あるいは頻繁な筋緊張が咀嚼筋への過剰な負荷となり、疼痛を来す。

筋・筋膜性疼痛発生のメカニズムは、末梢性と中枢性に大別される。末梢では筋が持続的に収縮した結果、血管の圧迫に次いで血流の停滞、末梢の酸素欠乏がみられる。また、筋活動によりアデノシン三リン酸（ATP）などが分解され、代謝産物であるリン酸が筋組織内に蓄積する。酸素欠乏や代謝産物の蓄積が原因となり、ブラジキニンやヒスタミン、サブスタンスPに代表される発痛物質が遊離する。これらが侵害受容器を持続的に刺激することで、疼痛が生じると考えられている。

一次ニューロンが受けた疼痛信号は、三叉神経脊髄路核での二次ニューロンへの伝達、視床での三次ニューロンへの伝達を経て、大脳体性感覚野で疼痛が認知される。中枢性のメカニズムとして、長期にわたり持続的な侵害刺激が伝わると、中枢神経系で可塑的な変化が生じる。結果として、末梢からの痛み刺激が増幅された状態で中枢へ伝達されること、下行性疼痛抑制系（脳に本来備わる疼痛を調節する機能）に機能障害を起こすことが相まって疼痛を強く感じやすくなる（中枢性感作）。中枢性感作は疼痛を慢性化させ、難治性の原因となる。

関連痛のメカニズム *Mechanism of referred pain*

疼痛の原因部位から離れた部位に感じる痛みを「関連痛」という。前述のように、本来は筋・筋膜性疼痛であるが、歯痛と誤診され、歯科治療を行うも疼痛が改善しないケースは、歯・歯周組織への関連痛を伴う筋・筋膜性疼痛の典型例である。関連痛のメカニズムについては現在まで「収束説」[1]が支持されている（図1）が、収束説のみでは説明がつかない点もあり、実際にはさまざまなメカニズムが複雑に作用しているものと思われる。

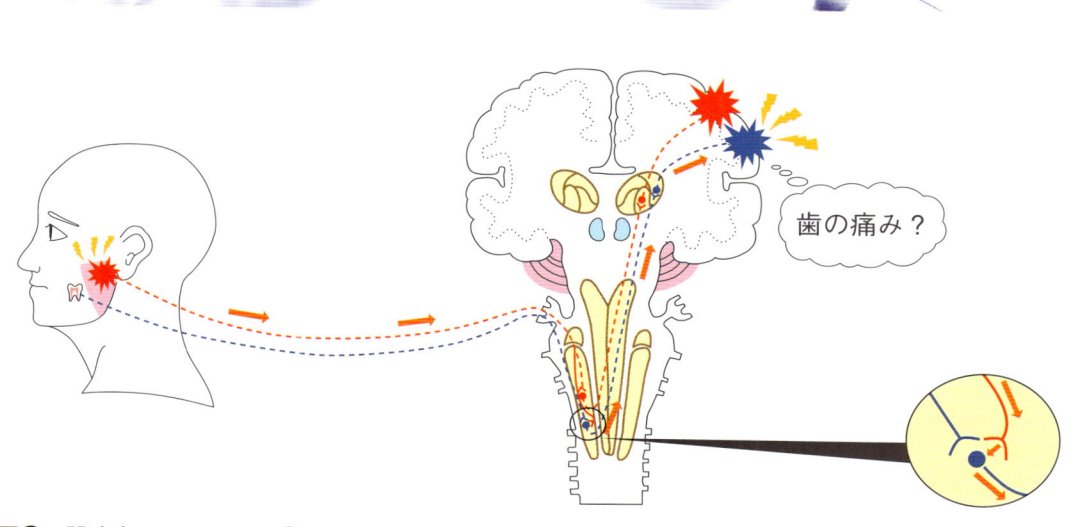

図❶ 関連痛のメカニズム「収束説」。異なる部位を支配する一次侵害受容ニューロンの興奮が同一、または近接した二次侵害受容ニューロンに収束して伝わる結果、中枢での痛み情報処理過程で別の部位からの痛み刺激であると誤認してしまうという考え方（参考文献[1]より引用改変）

ICOP-1 での筋・筋膜性疼痛の位置づけ
Positioning of myofascial pain in ICOP-1

2020 年に発表された国際口腔顔面痛分類第 1 版（ICOP-1）では、歯痛を含めた口腔顔面痛をタイプ別に分類している（図2）[2]。筋・筋膜性疼痛は「2．筋・筋膜性口腔顔面痛」に分類されており、同義と考えてよい。

ICOP-1 における一次性筋・筋膜性口腔顔面痛の診断基準を表1に示す。正しい診断を行うために、医療面接による病歴聴取とチェアーサイドでの筋の診査が重要である。

筋・筋膜性疼痛の診査方法（図3）
How to examine muscle and myofascial pain

1．確実な歯痛の除外

歯原性歯痛の場合、痛みの原因（疼痛源）と痛みの部位（疼痛部位）は一致するが、筋・筋膜性疼痛による歯痛は疼痛源と疼痛部位は一致しない。筋・筋膜性歯痛の診断では、冷温刺激、打診痛、動揺、歯肉圧迫により、いつもの痛みが再現できないことをいま一度確認し、デンタル・パノラマ X 線写真で歯原性歯痛を確実に否定する。

2．咀嚼筋群の触診

咀嚼筋の疼痛の診断は、顎運動・最大開口ならびに強い嚙みしめに伴う疼痛などの自覚症状の確認に加え、検査として筋触診を行う。咬筋・側頭筋は骨面に押し付けるように、手指や皮膚圧痛計にて触診圧 1 kg で加圧する。筋を圧迫すると痛みが誘発される箇所があり、この圧痛点をトリガーポイントと呼ぶ。2 秒間加圧し、トリガーポイントのみに圧痛

があれば、「局所（性）筋痛」と診断できる。

さらに、3 秒間指圧を維持し、触診部位から広がるような痛みがあれば、「拡散を伴う筋・筋膜性疼痛」と診断でき、局所部位から離れた部位に痛みを訴えた場合は、「関連痛を伴う筋・筋膜性疼痛」と診断できる[3]。

咀嚼筋の触診で痛みが誘発された時には、患者に「いつも感じる痛みに似ていますか？」と疼痛の再現性を問い、また、関連痛がある場合は、疼痛部位を指で示させて確認することが必須である。筋触診で疼痛の再現性や疼痛部位に矛盾がなければ、筋・筋膜性疼痛である可能性が高いと考える。

3．麻酔診で歯痛が消えるか確認

口腔顔面痛外来では、診断的にトリガーポイントに対するリドカイン局所麻酔（トリガーポイント注射）が行われる。トリガーポイント注射でいつもの

1．歯や歯槽部と解剖学的に関連のある組織の疾患による痛み
2．筋・筋膜性口腔顔面痛
3．顎関節痛
4．脳神経の病変、または疾患による口腔顔面痛
5．一次性頭痛に類似した口腔顔面痛
6．特発性口腔顔面痛
7．口腔顔面痛を有する患者の心理社会的評価

図❷　ICOP-1の分類

表❶　ICOP-1における一次性筋・筋膜性口腔顔面痛の診断基準

A	B〜D を満たす筋・筋膜性疼痛
B	1回もしくは複数のエピソード[※1]がある、もしくは非寛解性である
C	顎・側頭部・耳の中または耳前部のいずれか1つ以上の部位で、以下の項目を両方満たす 　1．検査で痛みの部位が側頭筋または咬筋（もしくは両方）であることを確認 　2．以下のいずれか、もしくは両方によって誘発される 　　a）側頭筋または咬筋（もしくは両方）の触診 　　b）自力最大開口運動あるいは強制最大開口運動
D	顎運動、機能運動、異常機能活動（歯ぎしりや噛みしめ）で痛みが変化[※2]する
E	他に最適な ICOP の診断がない

※1：エピソードは1日のうち単一あるいは繰り返し生じ、それぞれ少なくとも30分間持続し、1日の総
　　　計は少なくとも2時間である
※2：痛みが増強または軽減するかもしれない

痛みが軽減されれば、筋・筋膜性疼痛による歯痛と確定診断する。

　しかし、表情筋を支配する顔面神経を損傷するリスクを考慮すると、一般開業医でのトリガーポイント注射は控えるのが無難と考える。その場合は、疼痛部位（相当部歯肉）に診断的局所麻酔を行い、疼痛が消失しなければ、筋・筋膜性疼痛は確定的となる。

筋・筋膜性疼痛の治療法（図4）[4, 5]
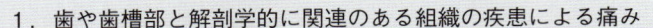
Treatment for muscle and myofascial pain

　基本的に、患者教育が治療の成功率を左右する。とくに歯に関連痛が生じていると、患者は「歯が痛い＝う蝕や歯周病が原因だ」と考える。ここで十分な説明を行わないと、「治療をしてくれなかった」と誤解される。鏡で疼痛部位を見せ、実質欠損や歯肉腫脹がないこと、X線写真上でも異常所見がないこと、咀嚼筋の圧痛でいつもの痛みが再現されることなどを十分に説明し、理解したうえでの治療介入が望ましい。

　筋・筋膜性疼痛の治療法には前述の患者教育を含め、TCH等の習癖是正指導、咀嚼筋群のマッサージ（筋を押す・揉む）・ストレッチ（筋を伸展させる）、薬物療法、スプリント療法、治療としてのトリガー

ポイント注射などが挙げられる。治療の主体は習癖是正指導やマッサージ・ストレッチである。

　当科では習癖是正に「噛み合わせ日記」を使用し、患者自身に日中の TCH を記録してもらっている。TCH の頻度を視覚化できるため、患者教育にも応用している。

　咀嚼筋群のマッサージ・ストレッチは、局所の血流量の増加や組織の可動化、痛みの緩和を図る目的で、ホームケアとして患者自身に行わせる。マッサージのつど、患者自身に疼痛部位を確認させ、下顎を弛緩させた状態で両側から円を描くようにゆっくり、痛みが少し出る程度で行うように指導する。咬筋・側頭筋に対し、1回30秒・1日5回行って

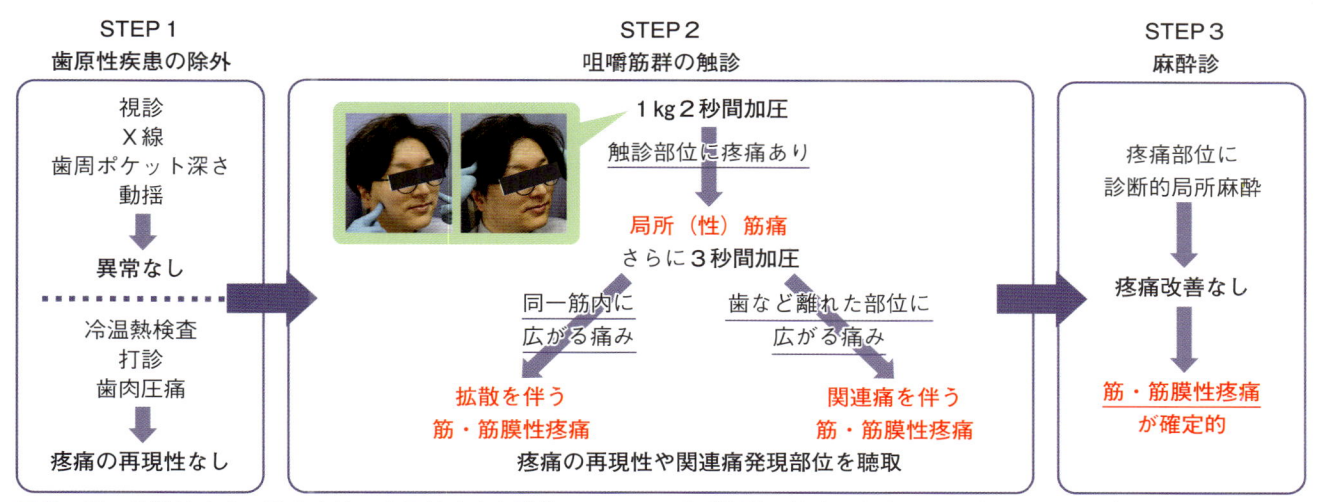

STEP 1
歯原性疾患の除外

視診
X線
歯周ポケット深さ
動揺

異常なし

冷温熱検査
打診
歯肉圧痛

疼痛の再現性なし

STEP 2
咀嚼筋群の触診

1 kg 2秒間加圧
触診部位に疼痛あり

局所（性）筋痛
さらに3秒間加圧

同一筋内に
広がる痛み

歯など離れた部位に
広がる痛み

**拡散を伴う
筋・筋膜性疼痛**

**関連痛を伴う
筋・筋膜性疼痛**

疼痛の再現性や関連痛発現部位を聴取

STEP 3
麻酔診

疼痛部位に
診断的局所麻酔

疼痛改善なし

**筋・筋膜性疼痛
が確定的**

図❸　筋・筋膜性疼痛の診査方法。歯原性疾患を除外したうえで咀嚼筋群の触診で疼痛の再現性を認めた場合、筋・筋膜性疼痛の可能性が高い。さらに、疼痛部位への診断的局所麻酔で疼痛の改善が認められなければ、筋・筋膜性疼痛は確定的となる

もらう。ストレッチは、咀嚼筋（閉口筋）を伸展させ、手指を使用して最大開口を指示する。最大開口の緊張状態からさらに少し力を入れて、ゆっくり数えて5〜10秒程度ストレッチを行う。これを5〜10回繰り返す。

薬物療法については、咀嚼筋の消炎鎮痛を目的として非ステロイド性抗炎症薬（Non-Steroidal Anti-Inflammatory Drugs：NSAIDs）やアセトアミノフェンが選択される。これら薬剤の投与期間、投与量に関する明確な基準はないため、安全性を第一に考慮したうえでの投与となる。しかし、薬物療法はあくまでも対症療法であり、治療の主体は習癖是正や運動療法となることを忘れてはならない。

スプリント療法は、咀嚼筋の緊張緩和および顎関節部への過重負荷を軽減することを目的とし、原則就寝時の使用を指示する。なかでもスタビライゼーション型スプリントは、スプリント療法において最も代表的であり、適応範囲も広い。日中の使用や長

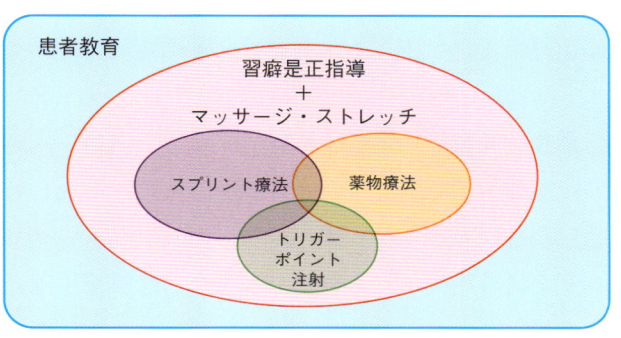

図❹　筋・筋膜性疼痛の治療法。筋・筋膜性疼痛の治療法には患者教育、習癖是正指導、咀嚼筋群のマッサージ・ストレッチ、薬物療法、スプリント療法、治療としてのトリガーポイント注射などが挙げられる。治療はあくまでも患者教育のうえに成り立ち、治療の主体は習癖是正指導や理学・運動療法となる

期間の使用、調整不足での使用は、下顎位の変化などの副作用を生じることがある。装着後は調整と経過確認といった確実な患者管理をし、疼痛が落ち着いたら使用は中止させるなどの対応が必要である。

治療としてのトリガーポイント注射は、他の治療と並行した補助的治療となり、慢性の筋・筋膜性疼痛に用いられる。

症例 *Case*

患者：37歳、男性
主訴：上顎左側臼歯部の鈍痛
現病歴：

半年前に|6 7 部の自発的な鈍痛を自覚し、近歯科医院を受診した。根尖性歯周炎の診断のもと|6 の感

染根管治療を実施し、疼痛が改善したため根管充塡を行ったが、その後数日してから疼痛が再燃（visual analogue scale：VAS 50）した。原因不明の痛みのため、当科へ紹介、受診となった

診査：

　|6は仮封状態であり、視診で|6を含めた上顎左側臼歯・対合臼歯の歯肉や歯・修復物・補綴物に異常はなく、打診痛はいずれも認められなかった。デンタルX線写真上は|6に異常は認められなかった。一方で、|4に根尖部透過像を認めた（**図5**）。左側咬筋と側頭筋に圧痛を認め、持続的筋加圧にて|6 7付近に疼痛が再現された。|6歯肉に麻酔診を行うも、自発痛の改善は認めなかった

診断：

　上顎左側臼歯部への関連痛を伴う筋・筋膜性疼痛

治療：

　|4が患歯である可能性も考えられたが、打診で疼痛が再現されないこと、左側咬筋と側頭筋の触診で|6 7部にいつもの疼痛が再現されたことから、筋・筋膜性疼痛を第一に疑った

　病態について十分に患者説明をした後、噛み合わせ日記を用いたTCH是正指導とマッサージ・ストレッチ指導を行った。再診で噛み合わせ日記を確認すると、とくに就業中のTCHを認めたため、意識的に上下の歯を離開させるよう指導した。痛みは改善（VAS 50 → 15）し、併せてマッサージ・ストレッチの継続を指導した。1ヵ月後には疼痛は消失し、3ヵ月後のリコールでも疼痛は認めなかったため、終診とした

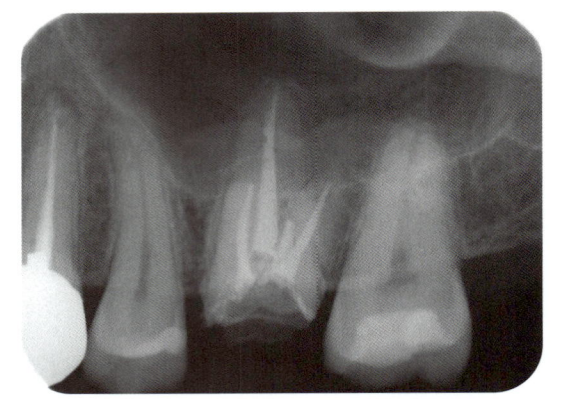

図❺　|6の根管充填状態は良好であり、根尖部透過像は認められなかった。|4にアンダーな根管充填像と根尖部透過像を認めた

【参考文献】

1）Okeson JP: Bell's Orofacial Pains ed5. Quintessence, Chicago, 1995: 66.
2）The Orofacial Pain Classification Committee: International Classification of Orofacial pain, 1st edition（ICOP）. Cephalalgia, 40（2）: 129-221, 2020.
3）Schiffman E, et al: Diagnostic Criteria for Temporo-mandibular Disorders（DC/TMD）for Clinical and Research Applications: recommendations of the International RDC/TMD Consortium Network and Orofacial Pain Special Interest Group. J Oral Facial Pain Headache, 28: 6-27, 2014.
4）日本口腔顔面痛学会（編）：口腔顔面痛の診断と治療ガイドブック第3版. 医歯薬出版，東京，2023：214-216.
5）日本顎関節学会（編）：顎関節症治療の指針2020. https://kokuhoken.net/jstmj/publication/file/guideline/guideline_treatment_tmj_2020.pdf

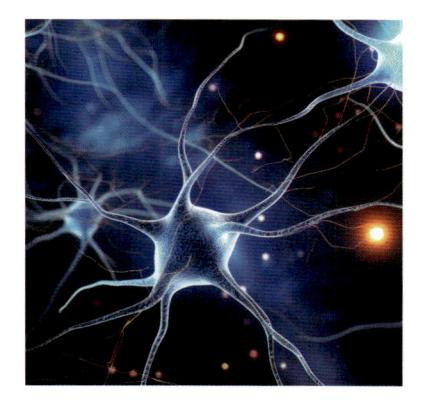

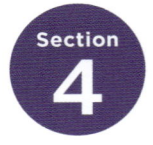

Section 4 神経の障害が引き起こす歯痛

山﨑陽子 *Yoko YAMAZAKI*
東京医科歯科大学大学院医歯学総合研究科
歯科麻酔学分野

歯科医師が治療の対象とする歯の痛みには、歯に原因があり、歯に痛みを感じる歯原性歯痛の他に、歯に原因がないにもかかわらず、歯に痛みを感じる非歯原性歯痛[1]がある。

日本口腔顔面痛学会が2019年に作成した「非歯原性歯痛の診療ガイドライン」では、非歯原性歯痛は8項目に分類されており、そのなかに神経障害性疼痛による歯痛という分類がある[1]。

また、国際的な分類には2020年に発表された国際口腔顔面痛分類（International Classification of Orofacial Pain, 1st edition: ICOP-1）がある。この分類では、歯痛に限らず口腔顔面領域の痛みも含まれ、神経の障害が引き起こす痛みは4.「脳神経の病変または疾患による口腔顔面痛」に分類されている[2]。この分類には三叉神経痛と舌咽神経の病変または疾患による痛みが含まれ、三叉神経痛と三叉神経障害性疼痛、舌咽神経痛と舌咽神経障害性疼痛の診断基準が記載されている。さらに、それぞれ下位分類があり、5桁のコードまで分類されている。

歯痛の診断のための臨床推論を行う際、神経の障害がかかわる可能性を鑑別診断に挙げるためには、神経の障害による痛みの特徴を知らなくてはならない。歯痛にかかわると予想される神経障害による痛みを、国際口腔顔面痛分類の診断基準を中心に紹介する。

三叉神経の病変または疾患による痛み
Pain due to a lesion or disease of the trigeminal nerve

1．三叉神経痛

三叉神経痛は、三叉神経領域内に発生する痛みであり、非侵害刺激で誘発される片側性の短時間の激痛であるが、発作痛に加えて持続痛を伴うものもある[2]。三叉神経痛の基本となる診断基準を**表1**に示す。

三叉神経痛を疑った場合、頭蓋内病変の検索および神経と血管の位置関係を確認する必要があるため、MRI検査は必須である。MRI、または手術中に神経血管圧迫所見が認められるものが「典型的三叉神経痛」であり、このなかで持続痛がないものは「典型的三叉神経痛、純粋発作性」、持続痛があるものは「持続痛を伴う典型的三叉神経痛」と分類される。

また、原因となる病変に伴い生じるものは「二次性三叉神経痛」であり、MRIで橋にプラークが認められる、もしくはすでに多発性硬化症と診断されている場合は「多発性硬化症による三叉神経痛」、MRIで占拠性病変が発見された場合は「占拠性病変による三叉神経痛」と下分類される[2]。

三叉神経痛のなかには片側性ではない場合もあり、多発性硬化症および占拠性病変以外の疾患が原因と考えられる場合もある。現在認識されている原因疾患は、頭蓋底の骨変形や結合組織疾患、動静脈奇形、硬膜動静脈瘻、ニューロパチー、神経過興奮を引き起こす遺伝性疾患などである。これらの原因疾患によって引き起こされる痛みであると判断される場合は、「その他の原因による三叉神経痛」と下分類される[2]。

三叉神経痛の基本となる診断基準を満たしても

A	三叉神経の1つまたは複数の末梢枝の支配領域に生じ、その支配領域を超えて広がらない一側性の反復する発作痛で、BとCを満たす
B	痛みは、以下のすべての特徴をもつ 　1．数分の1秒から2分間持続する 　2．激痛 　3．電気ショックのような、ズキンとするような、突き刺すような、鋭いと表現される痛みの性質
C	三叉神経罹患枝の支配領域への非侵害刺激により誘発される
D	ほかに最適なICOPまたはICHD-3の診断がない

MRI上異常所見がなく、電気生理学的にもあきらかな異常が認められない場合は、「特発性三叉神経痛」と分類する。典型的三叉神経痛同様、持続痛の有無で「特発性三叉神経痛、純粋発作性」、もしくは「持続痛を伴う特発性三叉神経痛」に分かれる[2]。

　三叉神経第2枝および第3枝に発生する三叉神経痛では、咬合痛や冷水痛などが発生し、歯髄炎や象牙質知覚過敏症などの歯科疾患を疑わせる臨床症状を呈することがある。診察にて歯科的問題があきらかではなく、痛みの性質が三叉神経痛の基本の診断基準を満たすときには、三叉神経痛の存在も考慮すべきである。

　三叉神経痛の治療は薬物療法、脳外科手術、神経ブロック、定位放射線手術があり、歯科での治療は薬物療法が中心になる。カルバマゼピンが第一選択薬とされるが、眠気やアレルギー反応などの副作用が多いため、使用には十分注意が必要である。

2．他の三叉神経障害性疼痛

　さまざまな疾患や病変などによる神経損傷が示唆される、三叉神経領域内の痛みである。痛みの特徴は持続性またはほぼ持続性であり、これに加えて短時間の痛みの発作が重なる場合もある[2]。臨床上は、障害されたと思われる三叉神経領域内に比較的境界明瞭な異常感覚範囲が確認され、その範囲内で痛覚過敏やアロディニアなどの痛みが発生する。三叉神経障害性疼痛は、原因と思われる疾患や病変によって分類されている。

　帯状疱疹による痛みは、片側性の三叉神経枝の一枝以上の支配領域に発生する[2]。発症から3ヵ月以内の痛みは「帯状疱疹による三叉神経障害性疼痛」、3ヵ月を超える痛みは「帯状疱疹後三叉神経痛」と分類される[2]。帯状疱疹は罹患した三叉神経領域内の歯痛を引き起こすこともあり、痛みを訴える歯と同じ三叉神経枝の領域内の歯周組織や顔面皮膚に皮疹が発生している、もしくは発生した既往のある場合は帯状疱疹による神経障害が歯痛の原因である可能性を考慮する。

　「外傷後三叉神経障害性疼痛」は、機械的、温度的、放射線、化学的障害の既往があり、診断的テスト（X線写真や神経伝達試験など）による末梢枝病変が認められる三叉神経末梢枝の支配領域内で、神経解剖学的に妥当な範囲に、3ヵ月を超えて持続または繰り返す痛みである[2]。臨床的にはアロディニアや痛覚過敏が認められる。診断的テストによる三叉神経末梢枝病変の確定ができない場合は、「疑い」とする[2]。

　神経損傷は局所麻酔注射、根管治療、抜歯、歯科インプラントなどによる医原性損傷を含むため、歯科治療とかかわりが深い神経障害性疼痛である[2]。神経障害性疼痛は末梢神経障害（ニューロパチー）の陽性兆候であり、同時に陰性徴候（感覚低下や痛覚鈍麻）を伴う場合もあることに注意が必要である。障害された神経支配領域内の歯には咬合痛や響くと表現される異常感覚が発生することがあり、歯ブラシの刺激による歯肉の痛みを訴える場合もある。これらの歯や歯肉の痛みは再現性が良好で、局在が明確である。

　帯状疱疹や外傷の既往はないが、三叉神経を障害する可能性のある疾患の発症後に発生した、もしくはその疾患の診断の契機となった痛みは「その他の疾患による三叉神経障害性疼痛」と分類される[2]。痛みが疾患の発症後ではなく、診断の契機でもない

A	舌咽神経の支配領域に生じる片側に繰り返される発作性の痛みで、Bを満たす
B	痛みは、以下のすべての特徴をもつ 　1．数秒〜2分間持続する 　2．激痛 　3．電気ショックのような、ズキンとするような、刺すような、または鋭いと表現される痛みの性質 　4．嚥下、咳嗽、会話、またはあくびで誘発される
D	ほかに最適なICOPまたはICHD-3の診断がない

場合は「疑い」とする[2]。原因疾患には三叉神経痛でも挙げられた多発性硬化症や占拠性病変の他、結合織疾患、遺伝性疾患などが挙げられる[2]。また三叉神経の1枝以上の支配領域の痛みで、三叉神経の障害が示唆され、3ヵ月を超えて持続または繰り返されるが、病因が不明なものは「特発性三叉神経障害性疼痛」と分類される[2]。

舌咽神経の病変または疾患による痛み
Pain due to lesion or disease of the glossopharyngeal nerve

舌咽神経が関係する痛みでは舌の後部、扁桃窩、咽頭、耳、下顎角直下に痛みを発生させる[2]。歯には直接受容野をもたないが、臼歯部に放散痛が発生することがある。

1．舌咽神経痛

舌咽神経痛は、舌咽神経の支配領域に生じる、短時間で激烈な片側性の痛みを繰り返す[2]。嚥下や咳嗽、会話、あくびなどによって誘発される。舌咽神経痛の基本となる診断基準を表2に示す。この診断基準を満たし、MRI上や手術中に神経血管圧迫所見が認められたものは「典型的舌咽神経痛」と分類される[2]。神経痛を起こす原因となることが知られている疾患があり、それにより神経痛の説明が可能である場合は、「二次性舌咽神経痛」となる[2]。

現在、頸部外傷や多発性硬化症、扁桃腺またはその周囲の腫瘍、小脳橋角部腫瘍、アーノルド・キアリ奇形などが原因疾患として報告されている[2]。基本となる診断基準は満たすが、神経血管圧迫所見がなく、二次性舌咽神経痛の原因疾患が発見されない場合は、「特発性舌咽神経痛」となる[2]。

舌咽神経痛は三叉神経痛と併発することもあり、歯科領域でも稀に遭遇する。治療は三叉神経痛の治療に準じ、カルバマゼピンを用いた薬物療法が多く用いられる。

2．舌咽神経障害性疼痛

舌咽神経の支配領域で、片側の持続性またはほぼ持続性の痛みであり、時に短時間の痛み発作が重積して出現することもある[2]。原因疾患があきらかで、その疾患により障害されている舌咽神経と同側で、原因疾患の発症後もしくはその疾患の診断の契機となった痛みは、「既知の原因による舌咽神経障害性疼痛」と分類される[2]。

原因疾患として小脳橋角部腫瘍および侵襲的治療による医原性舌咽神経損傷が報告されている[2]。原因疾患が不明の場合は「特発性舌咽神経障害性疼痛」となる[2]。舌咽神経障害性疼痛は、歯科治療時に遭遇することは極めて稀と思われる。

神経痛および神経障害性疼痛の診断
Diagnosis of neuralgia and neuropathic pain

「神経障害性疼痛薬物療法ガイドライン」で紹介されている神経障害性疼痛診断アルゴリズム[3]を基礎として、神経痛および神経障害性疼痛の臨床推論の例を示す（図1、2）。

診断に向けて、まず医療面接で痛みの詳細な聴取を行う。神経痛の診断では、痛みの性質が基本の診

1. 基本診断基準を満たすかを確認
・片側の三叉もしくは舌咽神経領域の痛み
・反復する発作痛
・2分以内に消失する激痛
・突き刺すような痛み

2. 日常生活で痛みが発生するタイミングを確認
・洗顔、歯磨き、髭剃り、食事、会話、嚥下、咳など

3. 医療面接時における患者の様子の観察
・問診中、痛みで会話が止まる
・大きく口を開けられない
・疼痛部位を指で触ろうとしない

三叉もしくは舌咽神経痛の可能性がある

1. 歯科的診査時の患者の様子
・口腔内診査や触診を拒否する
・ミラーでの接触で痛みが発生する
・大きく口を開けられない
・トリガーゾーンの有無

2. MRI撮影
・腫瘍の有無
・腫瘍以外の頭蓋内病変の有無
・神経と血管の位置関係

3. 電気生理学的検査
・瞬目反射
・三叉神経誘発電位など

**三叉もしくは舌咽神経痛と確定
あるいはその要素を一部もっていると診断**

図❶　三叉神経痛、舌咽神経痛の臨床推論の例

1. 神経障害の可能性の聴取
・神経障害を発生させるような手術・外傷・疾患の有無の確認

2. 異常感覚範囲の訴えの聴取
・範囲は障害されたと思われる神経の支配領域内かの確認
・比較的明瞭に異常感覚範囲を指し示すことができる

3. 痛みの性質
・持続性の痛みがある
・擦過痛がある
・1ヵ所を触ると、放散して「面」で触っている感じがする

三叉もしくは舌咽神経障害性疼痛の可能性がある

1. 異常感覚範囲確認
・綿花やマイクロアプリケーターなどで、障害されたと思われる神経支配領域内の比較的境界明瞭な異常感覚範囲の存在を確認する

2. 各種画像検査
・デンタル・パノラマX線撮影
・CT撮影
・MRI撮影

3. 各種感覚検査
・精密触覚機能検査
・定量的感覚検査（Quantitative Sensory Testing：QST）
・神経生理学的検査
・綿花やマイクロアプリケーターによる陰性・陽性兆候の確認

**三叉もしくは舌咽神経障害性疼痛と確定
あるいはその要素を一部もっていると診断**

図❷　三叉神経障害性疼痛、舌咽神経障害性疼痛の臨床推論の例

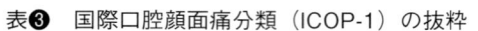

表❸　国際口腔顔面痛分類（ICOP-1）の抜粋

4. 脳神経の病変または疾患による口腔顔面痛
4.1　三叉神経の病変または疾患による痛み
4.1.1　三叉神経痛
4.1.1.1　典型的三叉神経痛
4.1.1.1.1　典型的三叉神経痛　純粋発作性
4.1.1.1.2　持続痛を伴う典型的三叉神経痛
4.1.1.2　二次性三叉神経痛
4.1.1.2.1　多発性硬化症による三叉神経痛
4.1.1.2.2　占拠性病変による三叉神経痛
4.1.1.2.3　その他の原因による三叉神経痛
4.1.1.3　特発性三叉神経痛
4.1.1.3.1　特発性三叉神経痛　純粋発作性
4.1.1.3.2　持続痛を伴う特発性三叉神経痛
4.1.2　他の三叉神経障害性疼痛
4.1.2.1　帯状疱疹による三叉神経障害性疼痛
4.1.2.2　帯状疱疹後三叉神経痛
4.1.2.3　外傷後三叉神経障害性疼痛
4.1.2.3.1　外傷後三叉神経障害性疼痛の疑い
4.1.2.4　その他の疾患による三叉神経障害性疼痛
4.1.2.4.1　その他の疾患による三叉神経障害性疼痛疑い
4.1.2.5　特発性三叉神経障害性疼痛
4.2　舌咽神経の病変または疾患による痛み　下分類省略

断基準を満たすか確認し、痛みの発生するタイミングを詳しく問診する。神経障害性疼痛では、神経障害を発生させ得る既往の有無と痛みの性質を詳しく聴取し、異常感覚を訴える範囲が障害されたと思われる神経の支配領域内であるかを確認する。医療面接時の患者の様子も診断するうえで重要な情報となり得るため、注意深く観察する。

　医療面接にて神経痛や神経障害性疼痛の可能性があると判断した場合は、客観的な診断根拠を探るため検査を行う。前述のとおり、三叉神経痛は歯髄炎や象牙質知覚過敏などの歯科的疾患と酷似した臨床像を呈することがあるため、鑑別のために歯科的診査はたいへん重要である。MRI 撮影は頭蓋内病変の確認のため、神経痛を疑う場合は必ず行うべき検査であり、可能であれば電気生理学的検査も行い、これらの検査結果をもとに診断する。

　神経障害性疼痛では、障害されたと思われる神経支配領域内に比較的境界明瞭な異常感覚範囲が存在するかを綿花やマイクロアプリケーターで確認する。画像検査で神経障害の発生を示唆する画像が得られる場合は、重要な診断根拠となる。また、各種感覚検査の結果も加え、総合的に診断する。診断後

の治療は専門外来に依頼することを勧める。

◉

　神経痛や神経障害性疼痛は、歯科治療では痛みを改善させることは不可能である場合が多く、適切に診断できれば、不要な歯科治療を避けることができる。紹介した診断基準や臨床推論が参考になれば幸いである。なお、参考となるよう以下に国際口腔顔面痛分類（ICOP-1）より「4．脳神経の病変または疾患による口腔顔面痛」を抜粋し掲載する（**表3**）。（本稿の内容は第28回一般社団法人日本口腔顔面痛学会総会・学術大会にて発表した）

【参考文献】

1）日本口腔顔面痛学会（編）：非歯原性歯痛の診療ガイドライン改訂版，2019.

2）日本口腔顔面痛学会・日本頭痛学会共同訳：国際口腔顔面痛分類第1版．日本口腔顔面痛学会誌，13：131-217，2021.

3）神経障害性疼痛薬物療法ガイドライン作成ワーキンググループ：神経障害性疼痛薬物療法ガイドライン改訂第2版．真興交易医書出版部，東京，2016.

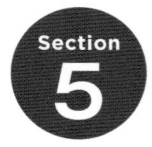

臨床推論の展望

大久保昌和 *Masakazu OKUBO*

日本大学松戸歯学部　有床義歯補綴学講座
日本大学松戸歯学部付属病院　口・顔・頭の痛み外来

　2020年に公開された国際口腔顔面痛分類（ICOP）は、1.歯と歯槽部および解剖学的に関連する構造の障害による口腔顔面痛、2.筋・筋膜性口腔顔面痛、3.顎関節痛、4.脳神経の病変または疾患による口腔顔面痛、5.一次性頭痛の症状に類似した口腔顔面痛、6.特発性口腔顔面痛に大分類された。さらに、痛みの定義「実際の組織損傷もしくは組織損傷が起こり得る状態に付随する、あるいはそれに似た、感覚かつ情動の不快な体験」にあるように、7.口腔顔面痛患者の心理社会的評価も併せて行うよう説明されており、今後、世界中の医療者の共通言語として用いられていくことが求められている（**図1**）。

　加えて、それに先立ち、2019年には国際疼痛学会が慢性疼痛の分類を改訂・発表している。特筆すべきは、2022年に発効された国際疾病分類第11版（ICD-11）から初めて慢性疼痛が分類、コード化されたことである。慢性疼痛は3ヵ月以上持続または再発する痛みと定義された。痛みの原因となる病態と疼痛部位をもとに、慢性一次性と慢性二次性頭痛または顔面痛を含む7つのカテゴリーに分類されている（**表1**）。

　一方、わが国では「歯学教育モデル・コア・カリキュラム令和4年度改訂版」から、患者ケアのための診療技能のなかに初めて「臨床推論」が明記された。さらに、症候から鑑別すべきおもな原因疾患例などが別表として記載されており、今後、歯科医師にも口腔および顎顔面領域の痛みをはじめとした症状や徴候を生じる可能性がある病変や疾患のなかから、臨床推論に基づき診断を導く思考過程が求められるようになる。

　併せて、医療系大学間共用試験実施評価機構から出版された、『共用試験ガイドブック第19版（令和3年）』に歯学系では初めて「診療参加型臨床実習に参加する学生に必要とされる技能と態度に関する学修・評価項目」が医学系に準拠した形式で追加され、診療技能と患者ケアのなかに「慢性疾患や慢性疼痛の病態、経過、治療を説明する。医療を提供する場や制度に応じて、診療チームの一員として慢性期医療に参画する」という項目も追加されたことで、歯学教育の方向性が明文化されたといえる。

　筆者らは令和5年度から科学研究費の補助（課題番号23K09490）を受け、今後の歯学教育における口腔顔面痛の臨床推論の展開のため、診断の根拠となる情報収集方法を中心とした基盤研究を開始している。

　この世界的潮流は、われわれ歯科医師が担当してきた歯原性の急性疼痛を中心とした医療から、疾病構造の変化に呼応して幅広い口腔顔面痛の診断や管理、そして慢性疼痛に対する理解といった進化の必要性を意味しており、今後の歯科医師のプロフェッショナリズムの涵養が期待される。

【参考文献】

1) The Orofacial Pain Classification Committee: International Classification of Orofacial pain, 1st edition（ICOP）. Cephalalgia, 40(2): 129-221, 2020.

2) Treede R D, et al.: Chronic pain as a symptom or a disease: the IASP Classification of Chronic Pain for the International Classification of Diseases（ICD-11）. Pain, 160(1): 19-27, 2019.

3) Pigg M, et al.: New International Classification of Orofacial Pain: What Is in It For Endodontists?. J Endod, 47(3): 345-357, 2021.

4) Canfora F, et al.: Advancements in Understanding and Classifying Chronic Orofacial Pain: Key Insights from Biopsychosocial Models and International Classifications（ICHD-3, ICD-11, ICOP）. Biomedicines, 11(12): 3266, 2023.

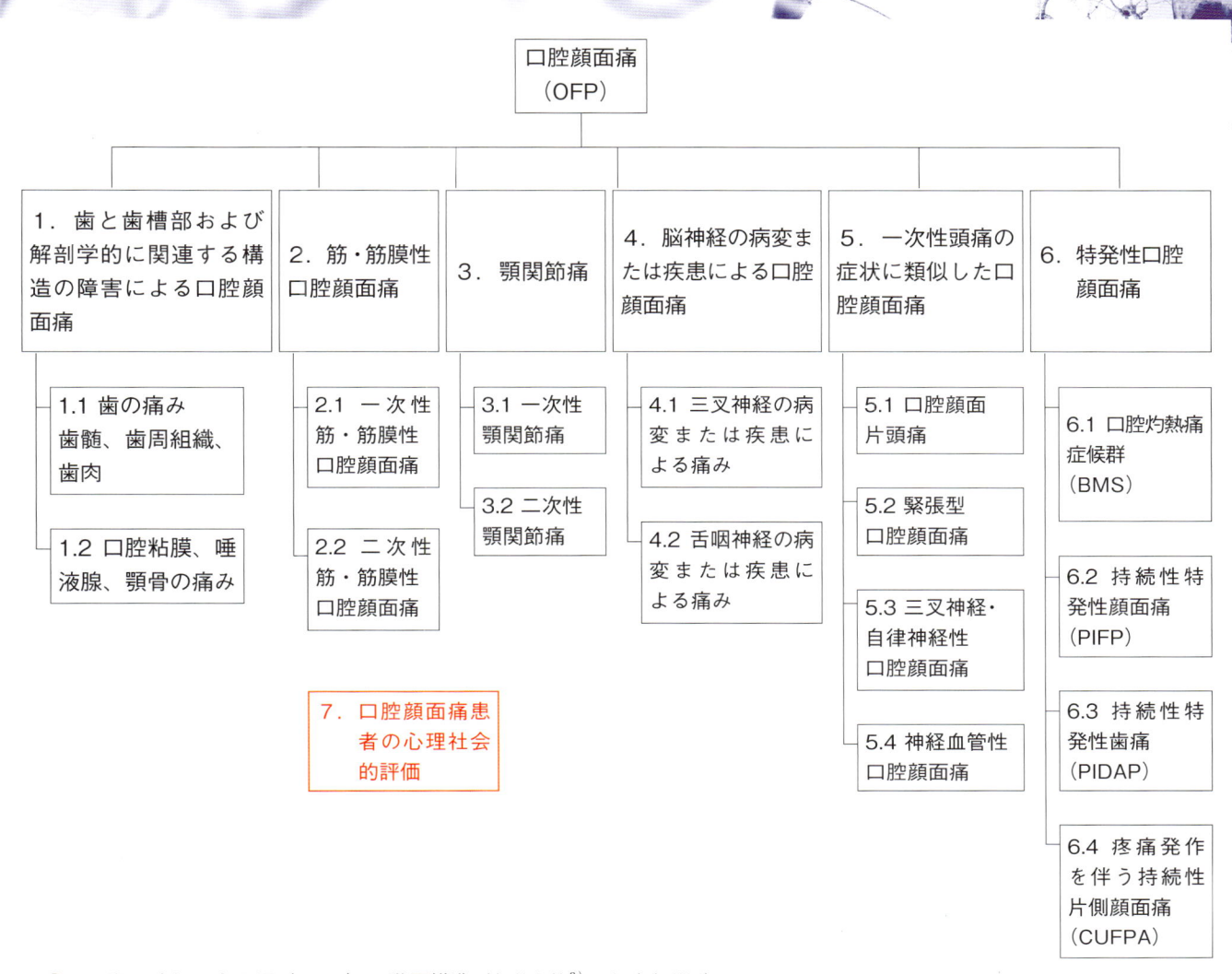

図❶ 国際口腔顔面痛分類（ICOP）の階層構造（参考文献[3]より改変引用）

表❶ 慢性疼痛分類（国際疾病分類第11版［ICD-11］）

慢性疼痛
1．慢性一次性疼痛症候群
慢性広汎性疼痛
複合性局所疼痛症候群
慢性一次性頭痛または口腔顔面痛
慢性一次性内臓痛
慢性一次性筋骨格系疼痛
慢性二次性疼痛症候群
2．慢性がん関連疼痛
3．慢性手術後および外傷性疼痛
4．慢性神経障害性疼痛
5．**慢性二次性頭痛または顔面痛**
6．慢性二次性内臓痛
7．慢性二次性筋骨格系疼痛

臨床推論の実践例 ①

3 ①

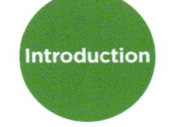

3章の読み方

和嶋浩一 *Koichi WAJIMA*
東京都・元赤坂デンタルクリニック　口腔顔面痛センター

　読者のみなさんには、本章の各項で提示される症例を通して、パターン認識法により認知バイアスが入り込んで診断エラーが生じる過程を実感してほしい。そして、診断エラーが判明した後に、仮説演繹法を活用して診断を進める手順を学んでいただきたい。

　本章は以下のような流れで構成される。

1．パターン認識法による診断

　最初に、提示された症例について、自然な流れとして、日常臨床で通常行われるパターン認識法による診断過程が解説されている。

　読者のみなさんも、症例概要を参考に通常どおりに診断を進めて、チャート（表1：①主訴、症状、②主訴、症状に対するイメージ、③気になる口腔内所見、④思い浮かぶ診断名、⑤確認検査、⑥最終診断）に気になるポイントを記載しながらで読んでほしい。自身の考えを言語化して記載することでメタ認知が働き、主訴、どのような症状、所見をもとに自分の初期仮説を立て、どのような根拠で診断が確定されていくのかが明瞭になると思う。

　その後、パターン認識法で得られた診断に基づいて治療したが改善せず、診断が誤りであることが示される。読者のみなさんの診断が本文の記述と同じであれば、ほぼ同じ理由により診断エラーが生じたと思われる。

2．診断エラーが生じた原因

　なぜパターン認識法で診断エラーが生じたかの事由を考察する。パターン認識法で診断エラーが生じる原因は、認知バイアスが入り込むためである。読者のみなさんには、認知バイアスとはどのようなものかを知り、「どのような認知バイアスがパターン認識法の診断過程に入り込み、誤った初期仮説を想起させたか」「なぜ誤った仮説を棄却できず、確信させてしまうか」を理解してほしい。加えて、認知バイアスが入り込むには何らかの理由、劣状況があることも知っていただきたい。

3．仮説演繹法による診断

　診断エラーに気づいたら、パターン認識法を繰り返すのではなく、分析的診断として仮説演繹法に切り替えるべきである。仮説演繹法とはその名の示すごとく、状況から考え得る疾患仮説をいくつか想起し、それぞれをクローズ質問や検査などで真偽を判定し、最終診断に至る方法である。なお、本書では仮説演繹法を5つのステップで進める（表2、3）。

　どのように鑑別診断を想起するか、個々の鑑別診断を確認する方法、仮説の棄却を行い、残った鑑別診断を総合的に検討し、最終診断とする過程を理解してほしい。

◉

　診断過程を追って自分で仮想診断することで、どのような場面、ステップで、なぜ、どのような理由で誤った診断仮説が生まれ、確定されていったのかの全体像が把握できる。「自分なら別の診断仮説を立てる」「この状況、条件ではそのようには判断しない」など、自分で診断するつもりで読み、この仮想診断経験を今後の臨床に活用していただきたい。

表❶ パターン認識法のチャート

①主訴、症状	②主訴、症状に対するイメージ	③気になる口腔内所見
④思い浮かぶ診断名	⑤確認検査	⑥最終診断

表❷ 仮説演繹法のステップ

	第1ステップ 包括的病歴採取	第2ステップ 鑑別診断を挙げる	第3ステップ 鑑別診断確認作業	第4ステップ 診断の見直し	第5ステップ 最終診断
問題点	医療面接 構造化問診 Semantic Qualifier	鑑別診断列挙 (優先順序)	確認診査、検査 Direct Question Closed Question 攻めの問診	鑑別診断を総合的に検証する 症状の矛盾、すべての症状との整合性を確認する	総合検討結果
	医療面接、構造化問診により得られた症状の特徴点などを取り上げ、それを医学用語に置き換える	医学用語で示された症状、特徴などから想起される、「疫学的に頻度の高い病気」、「可能性の高い病気」、「その他の病気」、「心因性」、そして「見逃してはならない病気」まで挙げる	鑑別診断毎にその真偽を確認するために検査、問診をする	その診断にあるべき症状があるか、あるはずの無い症状が本当にないか、その診断で全ての症状を説明できるか	最終診断を決定する

表❸ 部位、症状からの診断想起

歯が痛い	口の中、歯肉が痛い、もしくは腫れている	舌が痛い	顎が痛い	顔が痛い	しびれている 感覚鈍麻 部位	しびれている 感覚鈍麻 症状、病態
歯髄炎	智歯周囲炎	舌炎	顎関節症	上顎洞炎	下唇 オトガイ 下顎	Numb Chin Syndrome
修復後慢性進行性部分性歯髄炎	歯周組織炎 P急発	舌痛症	巨細胞性動脈炎	帯状疱疹		
根尖性歯周組織炎	歯肉炎	舌扁桃炎	外傷性顎関節炎	単純疱疹	上唇、鼻翼部、眼窩下部	打撲、骨折 上顎洞炎
非歯原性歯痛 筋・筋膜性 神経障害性 上顎洞炎性	口内炎	誤咬	顎骨骨折	帯状疱疹後神経痛	顔面全体	脳卒中
	火傷	カンジダ	顎下腺炎、耳下腺炎、唾石症	三叉神経痛		
	擦過傷	口腔灼熱痛症候群(BMS)		片頭痛		
	帯状疱疹		リウマチ性顎関節炎	発作性／持続性片側頭痛		
				緊張型頭痛		

Section 1
下顎歯髄炎の痛みを
上顎の痛みと間違えた症例

和嶋浩一 *Koichi WAJIMA*
東京都・元赤坂デンタルクリニック　口腔顔面痛センター

＜ 症例概要 ＞

かかりつけ医として10年来、歯科治療を行ってきた患者が、歯痛を訴えて来院した

- ▶患者：45歳、女性（主婦）
- ▶主訴：上顎左側の奥歯に水がしみる、ときどきズキンと強い痛みが出るようになった
- ▶現病歴：以前から上顎左側の奥歯に食べ物が挟まることがあり、約1ヵ月前から同歯に冷たいものがしみるようになった。最近になって、ときどきズキンとした歯痛も感じるようになり、

さらに痛みの回数が増えてきた。そこで心配になって、かかりつけ医を受診した

- ▶口腔内所見：
- ●う蝕、修復状態：⌐6 インレー脱落、二次う蝕、⌐67 インレー、他に異常なし
- ●歯肉、歯周組織：⌐6 隣接面に食片圧入と歯肉腫脹あり。他に発赤、腫脹などの異常所見なし
- ●上下顎智歯：20歳代で抜歯している

パターン認識法　*Pattern Recognition Methods*

患者の「上顎左側の奥歯に水がしみる、ときどきズキンと強い痛みが出る」という訴えから一般的に推定される診断名を挙げている。

①主訴、症状	②主訴、症状に対するイメージ	③気になる口腔内所見
水がしみる 食べ物が挟まる ときどきズキンとした強い痛み 痛みの回数増加	水がしみる→知覚過敏、う蝕 食べ物が挟まる→う蝕、歯周炎 ときどきズキンとした強い痛み→歯髄炎 痛みの回数増加→歯髄炎	⌐6 インレーが脱落し、二次う蝕がある、隣接面に歯間空隙 食片圧入 歯肉腫脹

④思い浮かぶ診断名	⑤確認検査	⑥最終診断
⌐6 歯髄炎 辺縁性歯周組織炎	打診あり（歯髄炎だから打診が出る） エアー冷刺激でしみる（歯髄炎だからしみる） 歯肉刺激痛なし（歯周炎ではない）	⌐6 インレー脱離、二次う蝕による歯髄炎

処置と経過：

└6のう蝕が深くないため、鎮静できることを期待して、EZ セメントで仮封して1週間後に予約した。1週間後の再診では鎮静されておらず、逆に毎日ズキズキ痛みが出て、1回あたりの痛みが長くなってきたと訴えた。

再診査結果：

└6について、エアー冷刺激痛と打診なしの結果から、└6の歯髄炎の可能性はないと判断した。パターン認識法による└6歯髄炎は診断エラーであった。

パターン認識法で診断エラーが生じた理由 *Why did the error occur?*

1．関与した認知バイアス

1）第一印象による初期仮説

①水がしみて痛いとの訴えから、歯髄炎を想起した（代表性バイアス）。

②痛いと訴えた歯のインレーが外れて、二次う蝕になっていた。そのため、この歯に問題があると思った（利用可能バイアス）。

2）思考過程の早期に現症の特殊な点に固執してしまい、初期情報だけに重きをおく

患者が上顎の歯が痛いと訴えたため、上顎の痛みと考えてしまった（アンカリングバイアス、固着性バイアス）。

3）他の疾患の可能性を考えることをやめる

└6に局所刺激反応があったため、他は調べなかった（早期閉鎖）。

4）確認バイアス、確証バイアス

└6に打診があり、エアー冷刺激でしみたことから、この歯は歯髄炎だと確信した。

5）初期仮説の誤りによって結果的に診断エラーとなった

患者が痛いと示した└6の歯髄炎との初期仮説が診断となってしまった。

2．認知バイアスが入り込みやすかった状況（劣診断状況）

患者が上顎の歯が痛いと訴え、その歯はインレーが脱落していた。さらに、二次う蝕が認められ、打診があり、エアー冷刺激でしみると訴えた。その状況から、上顎歯の歯髄炎という初期仮説が思い浮かんだ。それに加えて、患者の「この歯が痛い」という訴えがはっきりしていたために、アンカリング、固着性バイアスが働いた。そして、局所診査でもその部位の異常を裏づける所見があり、二重、三重に認知バイアスが入り込んでしまい、誤った初期仮説が確定されてしまった。

パターン認識法で診断エラーが生じた。そこで、分析的診断として仮説演繹法を行い再検討する。

仮説演繹法で鑑別診断をどのように行ったかを以下に示す。

①他部位の歯髄炎を含めて、歯原性歯痛はないかすべての歯を疑う。

②非歯原性疼痛疾患を想起する。急性上顎洞炎、筋・筋膜性疼痛（MFP）、神経障害性疼痛、口内炎、帯状疱疹が該当する。

ステップ❶ 主訴、症状		ステップ❷ 鑑別診断想起		ステップ❸ 確認		予備診断結果
	医学用語に置換： 冷刺激反応 食片圧入 間欠痛 増悪	これだろうと思う疾患から、見逃してはならない疾患、心因性も考慮する		鑑別診断の確認作業、検査・問診、鑑別診断ごとに検査する		
水がしみる 食べ物が挟まる ときどきズキンとした強い痛み 痛みの回数が増えている		見逃してはならない疾患	脳腫瘍	12脳神経診査 画像検査	感覚障害なし 画像検査異常なし	×
			顎骨骨髄炎			×
			上顎洞悪性腫瘍			×
		この症状で一般的な疾患	歯原性歯痛（歯髄炎）	上下顎左側の全歯の精査、局所誘発刺激の確認 画像検査 歯周組織検査	6はインレーが緩みなく装着されているが打診軽度、エアー冷刺激に軽度反応 遠心髄角に接する裏層他の歯にはう蝕、歯周疾患などの異常なし	△
			歯原性歯痛（辺縁性歯周組織炎）			×
		この例はこの疾患の可能性	非歯原性歯痛（急性上顎洞炎）	上顎洞診査	上顎洞異常なし	×
			非歯原性歯痛（三叉神経痛）	疼痛性状確認	トリガーなし、持続時間が長い	×
		他に考えられる疾患	帯状疱疹	口腔内、皮膚の確認 感覚障害の確認	疱疹、感覚異常なし	×
			口内炎	歯肉・粘膜所見	口腔内炎症所見なし	×
			三叉神経・自律神経性頭痛	痛み性状確認 自律神経症状確認	持続時間などが異なる 自律神経症状なし	×
		心因性	不安障害 身体症状症	医療面接	症状の訴えに違和感なし 一貫性があり、論理的	×

ステップ❹
診断確認・総合検討からの最終診断

❶左側上下顎のすべての歯に局所誘発刺激（打診痛、冷、温刺激）を繰り返し行った。その結果、⌐6に弱いがあきらかに他歯とは異なる反応が認められた。

❷局所誘発刺激を繰り返している間に、⌐6にいつもの自発痛が感じられるようになった。そこで、⌐6に診断的局所麻酔を行ったが、効果がなく、痛みが続いた。

❸診査で唯一異常反応が認められた⌐6に診断的局所麻酔を行ったところ、2〜3分で自発痛が消失した。

❹⌐6が原因歯である可能性が高いと考えて、精査した。

❺X線写真により、インレーの下に遠心部深くセメント裏層していることが認められた。

❻インレーを除去して裏層材を取り除いたところ、髄角が露出していて出血した。

　❶〜❻の経過、現症を合わせて考えると、原因は上顎ではなく、下顎⌐6の歯髄炎と診断した。

最終診断：⌐6歯髄炎

症例省察

Case Reflection

　本症例は歯髄炎という、通常は診断に苦労することのない非常にポピュラーな病態であったが、上下顎を間違えるという単純な診断エラーであった。

　上下顎の痛みの発生部位を患者が間違えて訴えるのは、神経系の発生学的理由によるもので、しばしば経験することであるがゆえに誤診防止策も講じられる。それは、横断歩道を渡る幼稚園児のように「上診て、下診て」といわれている。絶対に間違えたくなく、予知できることであったが、誤った初期仮説が一人歩きし、そこに、認知バイアスが加わったことで修正されずに、確定してしまった典型例である。

　パターン認識法では自分の経験に応じて初期仮説が想起されるが、そこにはいくつかの認知バイアスが入り込む可能性がある。交通事故をはじめ、さまざまなトラブルは、単純ミスによることは少なく、二重、三重のミスが重なって引き起こされるといわれる。

　診察時に通常とは違って、認知バイアスが入り込みやすい状況（劣状況）にある場合には、診断エラーに注意すべきである。そして、劣状況であることが認識された場合は、診断エラーを防ぐために、仮説演繹法によって分析的診断を補助的に並行して進めることを勧める。一度間違えた症例は記憶に残りやすく、自身の臨床にフィードバックされ、二度と同じ間違いをしなくなるはずである。診断エラーの原因を解決するための改善点を見つけ、具体的課題を立てて次に備えることを「省察」といい、本章のテーマの1つである。

Section 2
慢性部分性移動性歯髄炎を筋・筋膜性歯痛と間違えた症例

飯田啓人 *Hiroto IIDA*
愛知県・社口歯科クリニック

<症例概要>

▶**患者**：45歳、女性

▶**主訴**：下顎右側臼歯部の違和感、歯痛

▶**現病歴**：1年半前、他院で下顎左側臼歯部の治療後に下顎右側臼歯部の違和感（咬合時）を自覚し、痛み（鈍痛）に変化した。問題なしと診断を受けて、しばらく経過観察するも、症状が増悪したため、当院を受診した

▶**既往歴**：右側顎関節症。開口障害・クレンチング・肩凝り、頭痛・睡眠障害あり。その他、異常なし

▶**口腔内所見**：

●**歯肉、歯周組織**：6 5 周囲歯肉の軽度の発赤腫脹（＋）

●**う蝕、修復状態**：X線写真参照（図1a、b）

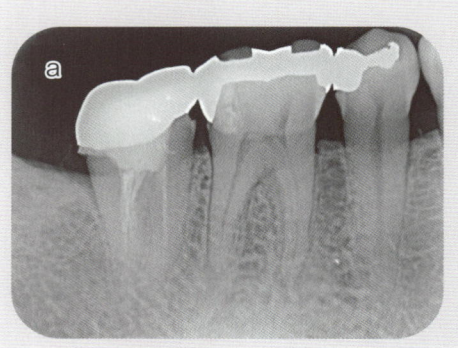

図❶a 初診時のデンタルX線写真

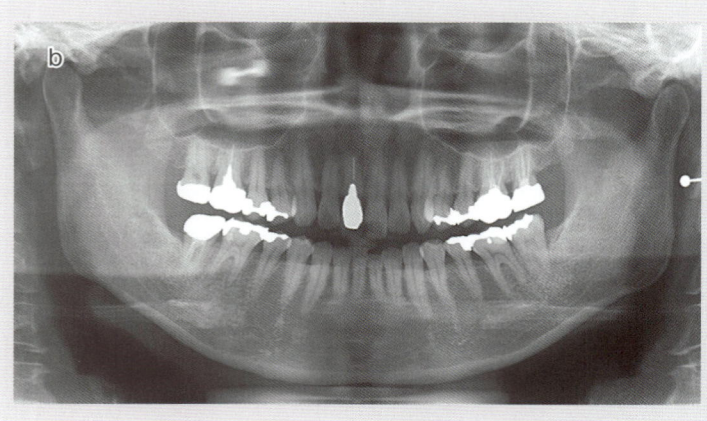

図❶b 初診時のパノラマX線写真

パターン認識法 *Pattern Recognition Methods*

　患者の「下顎右側臼歯部の違和感、歯痛」という訴えから、一般的に推定される診断名を挙げる。

①主訴、症状	②主訴、症状に対するイメージ	③気になる口腔内所見
下顎右側臼歯部 咬むと痛い 何もしなくても痛い 周辺の違和感	咬むと痛いという訴えから、歯原性が疑われる。自発痛があるなら患歯が特定できるだろう	下顎右側臼歯部の自発痛・咬合痛 打診反応あり（しかし、歯を特定するに至らず）
④思い浮かぶ診断名	⑤確認検査	⑥最終診断
下顎右側臼歯部 　辺縁性歯周組織炎 　根尖性歯周組織炎 　歯髄炎 右側咀嚼筋由来の筋・筋膜性歯痛	口腔内・X線写真などの所見からは、歯および歯周組織由来病変を特定できず。従来からの顎関節症の既往や、咀嚼筋および頭頸部周囲筋肉の凝り、同部筋圧痛などが顕著であった	歯原性の歯痛の可能性が低いと診断右側咀嚼筋由来の筋・筋膜性歯痛と診断

処置と経過 *Treatment and progress*

①口腔内；7 6 5│打診反応（＋）→原因歯の特定不可、歯髄刺激反応（−）。その他、異常なし。

②口腔外：咀嚼筋の触診にて筋圧痛あり［左右側胸鎖乳突筋（＋＋＋）および右側咬筋（＋＋）］、下顎右側臼歯部に関連痛が生じる。

右側顎関節症やクレンチングなどの既往と緊張型頭痛、ならびに咀嚼筋痛症状（＋）。原因歯が特定不可のため、筋・筋膜性歯痛と診断。原因筋のマッサージおよび温罨法、筋ストレッチにて1〜2週間後に症状が軽快したので経過観察とした。しかし、1ヵ月後、同部位に強い痛みが生じたため来院。診断エラーが考えられた。

仮説演繹法 *Hypothetico-deductive method*

　パターン認識法で診断エラーが生じた。そこで、振り出しに戻って分析的診断として仮説演繹法を行い、再検討する。

　仮説演繹法で鑑別診断をどのように行ったかを以下に示す。

①他部位の歯髄炎を含めて、歯原性歯痛はないか、すべての歯を疑う。

②非歯原性疼痛疾患を想起する。急性上顎洞炎、筋・筋膜性疼痛、神経障害性疼痛、口内炎、帯状疱疹が該当する。

ステップ❶ 主訴、症状		ステップ❷ 鑑別診断想起		ステップ❸ 確認		予備診断結果
	医学用語に置換：	これだろうと思う疾患から、見逃してはならない疾患、心因性も考慮する		鑑別診断の確認作業、検査・問診、鑑別診断ごとに検査する		
咬むと痛い 夕方になると何もしなくても下顎右側臼歯部に鈍い痛みが出てくる	咬合痛 咀嚼時痛 自発痛（鈍痛）	見逃してはならない疾患	脳腫瘍	12脳神経診査画像検査	感覚障害なし画像検査異常なし	×
			顎骨骨髄炎			×
			上顎洞悪性腫瘍			×
		この症状で一般的な疾患	歯原性歯痛（歯髄炎）	上下顎右側の全歯の精査、局所誘発刺激画像検査	765⌋充塡物・補綴装置が緩みなく装着されている。6⌋：打診（＋）、画像所見：遠心髄角に接する裏層	△
			歯原性歯痛（辺縁性歯周組織炎）		他の歯にはう蝕、歯周疾患など異常なし	×
		この例はこの疾患の可能性	非歯原性歯痛（急性上顎洞炎）	歯周組織検査上顎洞診査	上顎洞異常なし	×
			非歯原性歯痛（三叉神経痛）	疼痛性状確認	トリガーなし、持続時間が長い	×
		他に考えられる疾患	帯状疱疹	口腔内、皮膚の確認	疱疹、感覚異常なし口内炎なし	×
			三叉神経・自律神経性頭痛	痛み性状確認	自律神経症状なし	×
		心因性	不安障害身体症状症	医療面接	症状の訴えに違和感なし一貫性があり、論理的	×

ステップ❹
診断確認・総合検討からの最終診断

❶1ヵ月経過の後、痛みが⑥付近に限定され、さらに診断的局所麻酔にて消失した。
そのため、初診時からの歯痛は同部の歯原性のものである疑いがさらに強まった
❷インレー除去、髄腔開拡中に腐敗臭ならびに

壊死した歯髄組織などが発見された。
そのため、歯髄壊疽の状態に陥っていたと思われた。根管治療によって症状が消失した。根管充填・補綴処置を行い、現在、経過観察中で、とくに問題はない。

最終診断：⑥慢性部分性移動性歯髄炎→歯髄壊疽

パターン認識法で診断エラーが生じた理由 *Why did the error occur?*

1．関与した認知バイアス

1）第一印象による初期仮説

①う蝕や根尖病巣・歯周病を認められず、患歯の特定が困難であった。触診で咀嚼筋痛などの症状が顕著なため、歯原性歯痛と考えにくかった（代表性バイアス）。

②咬合時以外は我慢できる程度の疼痛であり、クレンチングや右側顎関節症、筋性の頭痛などの既往があったため、筋肉由来の疼痛と考えた（利用可能バイアス）。

2）思考過程の早期に現症の特殊な点に固執してしまい、初期情報だけに重きをおく

患者の訴える痛みが鈍痛で、鎮痛薬で効果がなく、物を咬んだり、強く咬みしめた際に最も痛いとの患者の訴えがあった。

そのため、咀嚼筋性の痛みと判断した。疑わしい⑥に関して、1年半前に歯髄保護治療が行われていて、その後に、とくに症状がなかったとのことから、この歯は生活歯との認識をもち、疑わなかった（アンカリング、固着性バイアス）。

3）他の疾患の可能性を考えることをやめる（早期閉鎖）

歯髄刺激反応（–）、痛み方が歯髄炎のときの鋭痛

でなく鈍痛であり、下顎右側臼歯部全体に及ぶ痛みであった。歯髄炎の放散痛とは考えにくく、前述した筋肉由来の痛みと判断した。

4）確認バイアス、確証バイアス

臼歯部全体に打診などがみられたが、原因歯の特定はできなかった。そのため、咬合由来の打診による反応だと考えた。

5）初期仮説の誤りによって結果的に診断エラーとなった

初診時に患者が訴えていた疼痛を、前述したとおり筋性の歯痛と判断したため、診断的局所麻酔などを行う必要がないと考えた。

2．認知バイアスが入り込みやすかった状況（劣診断状況）

患者が下顎右側臼歯部付近の痛み（鈍痛）を我慢のできる程度と言ったこと、反対側が処置後に調子が悪く右側で咬み続けていること、歯原性として患歯を特定できる診断的根拠が乏しいこと、右側の顎関節症の既往、咀嚼筋痛などからアンカリング、固着性バイアスが働いた。

加えて、筋触診でも同部位の異常を裏づける所見があり、二重、三重に認知バイアスが入り込んでしまった。

　本症例は、初診時に患者自身が下顎右側臼歯部の歯痛を主訴に来院し、以前のかかりつけ医においても診断されない状態であった。しかも、原因歯の特定ができなかったことから、早期に歯原性歯痛を否定していた。

　同側に以前から顎関節症の既往が存在し、咀嚼筋痛とそれに付随する頭痛の存在などに加えて、原因歯の $\overline{6|}$ が生活歯であるという思い込みから初診時にEPT（電気歯髄診査）を行わずにパターン認識法で、筋・筋膜性歯痛と診断した。経過観察中に症状が悪化して原因歯が初めて特定でき、結果的にパターン認識法で診断エラーが生じていた。

Dr. 和嶋の診断エラーを防ぐためのアドバイス

省察とは、診断エラーを次の機会に活かすことを目的とした症例の振り返りであり、診断力を高めるために必要不可欠なスキルでもある（第1章参照）。省察は、①診断エラー判明後、なるべく早い段階で行う、②時間的、精神的に余裕のある状況で行う、③とりあえず自分で省察を行う、そして可能であれば、④自分でまとめた後に上級医の指導を受けることが効果的である。

Step 1

1）診断エラーを生じたときの診断過程を、客観的事実とともに自分で考えたこと、周囲の状況などを時系列に書き出す。

2）時系列に沿って書き出したノートをもとに診断過程を順に見直す。

3）診断の分かれ目になった因子を探して明記する。診断エラーに関連したと思われる患者との会話、出来事、そして、自分の感情などを追記する。

4）なぜ、それが診断エラーに繋がったかを検討する。診断エラーが生じたときの周囲の状況も確認する。

Step 2 （指導医がいる場合には Step 1-3 から一緒に進める）

指導医は診断エラーを責めず、あくまでも教育的態度で接することが肝心である。

1）時系列に沿って書き出したノートをもとに順に診断過程を振り返る。

2）診断エラーに繋がった要因を探す。

3）なぜそれが診断エラーの要因になったと考えたかをあきらかにする。

4）バイアスの同定（第1章参照）

Step 3：改善のためのアクションプラン

同じ医療環境で、同じような症状の患者を診察するとしたら、今回の診察から何を変えて、どのように対処すれば正しい診断に行き着けるか。具体的に改善点を挙げる。

今回の症例は歯痛で最も典型的な歯髄炎を非歯原性歯痛と診断エラーしたものであった。患者は先にかかりつけ医を受診したが、診断が確定されないために執筆者の歯科医院を受診している。

この時点で、執筆者は歯原性歯痛なら誰でも診断できるはずで、かかりつけ医が非歯原性歯痛をよく知らないから診断できなかったのだろうという推測が働き、歯痛の事前確率は歯原性が圧倒的に高いにもかかわらず、診断モメンタム（前医の診断を検証せずに引き継ぐ）となって、非歯原性歯痛が初期仮説になった可能性がある。

さらに、患歯が特定できないが、咬筋圧痛が認められたために、各種バイアスが働き、診断エラーとなったと考えられる。

咀嚼筋腱・腱膜過形成症による開口障害を筋・筋膜性疼痛と間違えた症例

滑川初枝　*Hatsue NAMEKAWA*

日本歯科大学附属病院　総合診療科　口腔顔面痛センター
／顎関節症診療センター

〈 症例概要 〉

▶**患者**：65歳、女性
▶**職業**：縫製業（コサージュ制作）
▶**主訴**：口が開かない、口を開けると痛い
▶**現病歴**：1年半ほど前から開口時の疼痛と開口障害を自覚。半年ほど前に痛みが増悪し、その後、ほぼ口が開かなくなってしまった。他院（開業医）で2ヵ月前からマウスピース治療を受けていたが改善せず、現在は左側頬部に自発痛（鈍痛）があり、開口時にも痛みが生じる。右側には痛みはなし。食事は細かく刻んだものを側方から口腔内に入れ、咬まずに飲み込んでいる。発症のきっかけはとくに思い当たらない
▶**口腔内所見**：前歯の被蓋の範囲での開口運動しかできず、口腔内所見を確認できず（**図1**）
▶**筋圧痛検査結果**：左右側側頭筋；圧痛なし、左側咬筋；強い圧痛、右側咬筋；軽度の圧痛

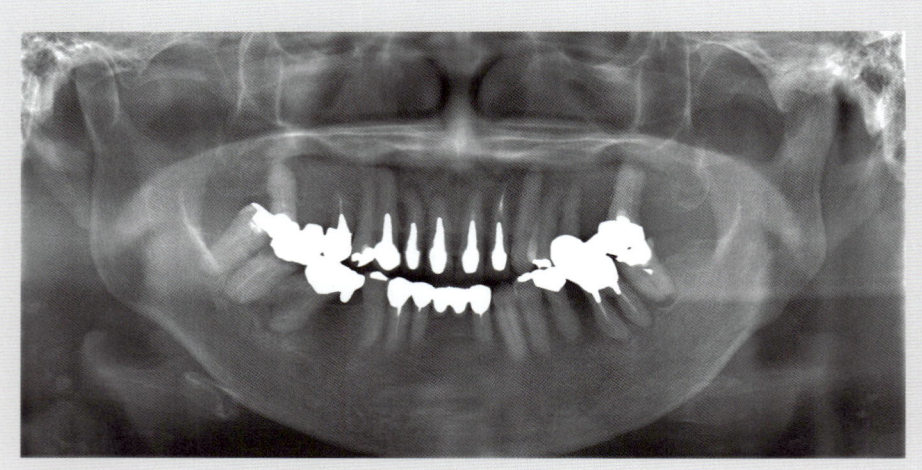

図❶　初診時のパノラマX線写真

パターン認識法　*Pattern Recognition Methods*

　患者の「口が開かない、口を開けると痛い」という訴えから、一般的に推定される診断名を挙げる。

①主訴、症状	②主訴、症状に対するイメージ	③気になる口腔内所見
口が開きづらい 開けようとすると痛い 自発痛は鈍痛 咬筋圧痛あり	口が開きづらい→顎関節症 開けようとすると痛い→顎関節痛 自発痛は鈍痛→筋・筋膜性疼痛 咬筋圧痛あり→筋・筋膜性疼痛	開口量が非常に少ない
④思い浮かぶ診断名	⑤確認検査	⑥最終診断
左側顎関節症	圧痛検査で咬筋に圧痛あり X線検査（パノラマX線写真、顎関節4分割撮影）の所見は正常の範囲内であった	筋・筋膜性疼痛が原因の顎関節症

処置と経過 *Treatment and progress*

　筋・筋膜性疼痛に対し、自宅でのセルフケアとしてストレッチ、マッサージを行ってもらい、来院時にはオフィスマッサージを行った。

　開口量は5mmから25mmまで徐々に増加。しかし、3ヵ月間治療を続けても、開口量はそれ以上改善しなかった。筋・筋膜性疼痛であれば開口量が30mm以上に改善するはずであるが、25mm以上には改善しなかった。そのため、筋・筋膜性疼痛以外の病態を検討した。

仮説演繹法 *Hypothetico-deductive method*

　仮説演繹法で鑑別診断をどのように進めたかを示す。

① DC/TMD の検査と診断決定樹に基づき、再度診査・診断を行う。

②他の開口障害を伴う疾患を挙げる。顎関節強直症、咀嚼筋腱・腱膜過形成症など。

③詳細な画像診断を行う。

ステップ❶ 主訴、症状		ステップ❷ 鑑別診断想起		ステップ❸ 確認		
		これだろうと思う疾患から、見逃してはならない疾患、心因性も考慮する		鑑別診断の確認作業、検査・問診、鑑別診断ごとに検査する		予備診断結果
口が開きづらい 開けようとすると左側の顎が痛い 何もしなくても、左側の顎に鈍い痛みが続いている 咬筋の圧痛	医学用語に置換： 開口障害 開口時痛 自発痛は鈍痛 咬筋圧痛	見逃してはならない疾患	脳腫瘍	12脳神経診査	感覚障害なし	×
			顎骨骨髄炎	画像検査	画像検査異常なし	×
			上顎洞悪性腫瘍			×
		この症状で一般的な疾患	顎関節強直症	画像検査、下顎頭の可動性	下顎頭の滑走障害なし	×
			骨折	画像検査	骨折の所見なし	×
			耳下腺炎	耳鼻科への対診	耳下腺疾患なし	×
			筋・筋膜性疼痛	DC/TMDに基づき再評価	左側咬筋圧痛あり いつもの痛みあり	△
		この例はこの疾患の可能性	歯性感染症 　智歯周囲炎 　慢性辺縁性歯周組織炎 　慢性根尖性歯周組織炎	上下顎全歯の精査、触診、視診	歯肉の腫脹、歯の痛みなし	× × ×
			顎関節炎	視診、触診、詳細な画像検査	関節部の腫脹なし 下顎頭牽引圧迫誘発痛なし CT撮影により関節部の異常なし	×
		他に考えられる疾患	咀嚼筋腱・腱膜過形成症	最大開口時の筋緊張の確認	最大開口時に咬筋前縁の硬い突っ張りを触知	△
			閉口筋線維性筋拘縮			△
			破傷風	皮膚外傷の確認 既往歴、生活状況聴取	外傷の既往なし 土に触れる生活状況なし	×
		心因性	不安障害 身体症状症	医療面接	症状の訴えに違和感なし 一貫性があり、論理的	×

　改めて症状、経過をまとめると、開口障害と開口時の咬筋の疼痛、同部位の圧痛を訴え、開口訓練によって開口量は5mmから25mmへ増加した。これらの所見から想起され、鑑別診断で可能性が残ったのは、咀嚼筋腱・腱膜過形成症、閉口筋線維性筋拘縮、筋・筋膜性疼痛であった。

　鑑別のための診査として行った強制最大開口での触診で、咬筋前縁の硬い突っ張りが触知されたことから、開口障害の主たる病態は咀嚼筋腱・腱膜過形成症、閉口筋線維性筋拘縮と考えられた。

　咀嚼筋腱・腱膜過形成症の診断基準は、緩徐に進行した硬性開口障害と最大開口時に咬筋前縁の硬い突っ張りの触知であり、咀嚼筋の線維性筋拘縮は、下顎運動範囲の減少、開口終期における堅固な抵抗感、強制最大開口時の伸展による痛みであり、この両者を明確に鑑別する方法はない。

最終診断：左側咀嚼筋腱・腱膜過形成症、閉口筋線維性筋拘縮

パターン認識法で診断エラーが生じた理由 *Why did the error occur?*

1．関与した認知バイアス

①顎関節症の約8割は、筋・筋膜性疼痛が原因であるという先入観で初期仮説が生まれた（代表性バイアス）。

②咬筋に圧痛があり、開口障害を訴えていたので、筋・筋膜性疼痛と考えてしまった（アンカリングバイアス、固着性バイアス）。

③セルフケアにより開口量が徐々に増加したので、筋・筋膜性疼痛と考え、それ以外の診断を考えなかった（早期閉鎖）。

④圧痛検査での咬筋の圧痛は familiar pain であることで、筋・筋膜性疼痛を確信した（確証バイアス）。

2．認知バイアスが入り込みやすかった状況（劣診断状況）

　患者の職業がコサージュ制作で、同一姿勢を長時間継続しているという生活習慣であったために、筋・筋膜性疼痛による顎関節症が初期診断として思い浮かんだ。そして、開口障害があり、開口時の疼痛部位と圧痛検査での圧痛部位が一致していたので確信した。加えて、セルフケアにより開口量の増加も認められたため、初期仮説の筋・筋膜性疼痛をさらに確信して治療を進めた。

開口障害、筋圧痛があり、いつもの痛みが再現されたことで筋・筋膜性疼痛という診断ができ、しかも、セルフケアにより少しずつ開口量が増加したことによって、初期仮説の筋・筋膜性疼痛で間違いないという診断エラーに拍車をかけてしまった。また、患者の職業柄、長時間の同一姿勢を保ちながらの作業を行うため、筋・筋膜性疼痛の診断を疑う余地がなかった。

セルフケアの開口ストレッチにより開口量が増加したのは、部分的に筋・筋膜性疼痛があり、その部分が改善したことによるためと考えられ、筋圧痛も同様であり、これがさらに初期仮説を確信させることとなった。

現在は、開口量を維持する目的で開口訓練、継続的なセルフケアを行っているが、咀嚼筋腱・腱膜過形成症、閉口筋線維性筋拘縮では外科的手法以外に開口量を増やす手段はない。現在、患者と相談の結果、経過観察している。

「木を見て森を見ず」という言葉があるが、まさに今回の症例に当てはまる。さまざまな認知バイアスが正しい診断を邪魔するなか、さまざまな症状から客観的・俯瞰的に疾患を捉えることを習慣にして、日々の臨床に携わりたい。

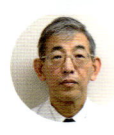

Dr. 和嶋の診断エラーを防ぐためのアドバイス

開口障害の病態は関節性と筋性に分けられる。本症例のように慢性的な開口障害と筋圧痛から疫学的確率を元に想起される病態は、筋・筋膜性疼痛であろう。その他に考えられる病態は局所筋痛が多く、その次に、防御性共収縮、筋炎等が挙げられる。また、開口障害の病態で一般的なのは非復位性関節円板転位によるクローズドロックで、その他に稀な疾患として、関節障害では顎関節癒着、咀嚼筋障害では線維性筋拘縮、咀嚼筋腱・腱膜過形成症が挙げられる。

咬筋の筋線維構造は特殊で、多羽状構造に配列されていて、それが多数の腱中隔で結合されるという特徴的な構造で成り立っていることから（鳥の羽根は、羽軸とそこから伸びる羽弁で構成される。さらに細かな構造として羽弁の柱になる枝軸があり、そこから羽小枝が伸びて、すきまなく並んでいる。筋肉では羽軸、軸枝が腱、腱膜に相当し、羽小枝の部分が筋組織に相当する。逆にみると羽小枝が軸枝に付着し、その軸枝が羽軸に収束するように配列されている）、腱、腱膜が咬筋中に無数に存在することが線維性筋拘縮、咀嚼筋腱・腱膜過形成症を生じる要因の1つと考えられる。

開口障害の病態鑑別法は、第一に下顎頭の滑走障害の有無を確認する。下顎頭が滑走するならば非復位性関節円板転位、顎関節癒着など関節性、滑走障害による開口制限を生じる病態が否定できる。下顎頭に滑走障害があっても筋緊張がない場合には下顎頭の回転によって30mm程度までは開口できる。次に筋性病態による開口障害を疑い、強制開口時の咬筋の緊張度を診査する。下顎頭が前方滑走しても筋緊張が強いと、バンドが伸びないように開口できないということである。筋性では極端な開口制限が生じ、増悪時は開口量が20mm以下になることがある。しかし、筋・筋膜性疼痛、局所筋痛、防御性共収縮の場合には、治療に反応して開口量が40mm以上に回復する。一方で、咀嚼筋の線維性筋拘縮、咀嚼筋腱・腱膜過形成症では開口訓練しても開口量が回復しないのが特徴である。

関節性病態の鑑別は比較的容易であるが、筋性病態が混合している場合には病態の鑑別が困難で、消炎後速やかに開口量の回復を目的に強制開口訓練を行うべきである。

筋・筋膜性疼痛を
インプラントの痛みと間違えた症例

板橋基雅 *Motomasa ITABASHI*
北海道・いたばしデンタルクリニック

⟨ 症例概要 ⟩

▶**患者**：58歳、男性（自営業）

▶**主訴**：食事をすると左下のインプラントが痛い

▶**現病歴**：20XX年4月、6 7部に当院にてインプラント埋入術を行った。その手術からおよそ1年後の1月、最終上部構造を装着した。2ヵ月後、食事の際にインプラント部に痛みを感じるようになり来院した。口腔内およびX線所見で異常は認められなかった。2週間後、症状は増悪（VAS80/100）、インプラント部の痛みに加えて頭痛まで発現し、「噛むとインプラントが顎に食い込む感じがする。インプラントが神経に触っているのではないか。除去してほしい」と訴えた

▶**口腔内所見**：

●**う蝕、修復状態**：全顎的に保存、補綴処置が行われているが異常は認めない

●**歯肉、歯周組織**：インプラント周囲組織を含め、歯周組織に発赤、腫脹など、炎症所見は認めない（図1〜3）

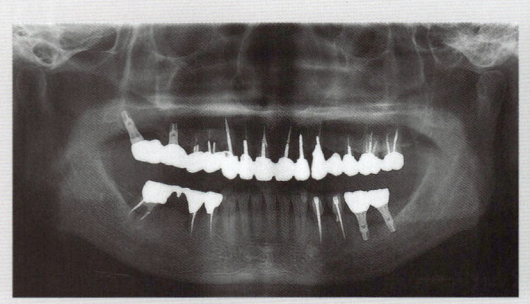

図❶ パノラマX線写真。6 7部インプラント、隣在歯、対合歯および顎骨に異常は認めない

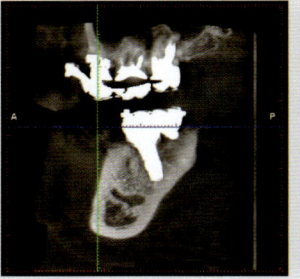

a：6部

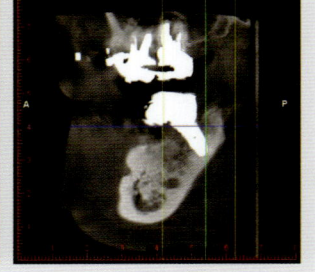

b：7部

図❷ CBCT像。インプラント体と下顎管の接触は認められない

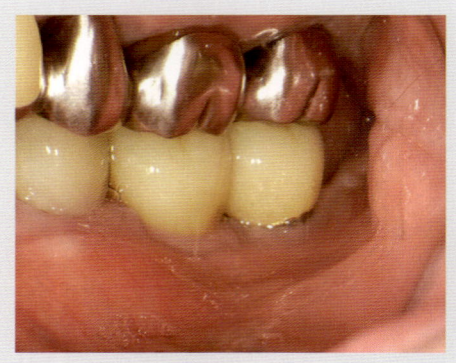

図❸ 6 7部の口腔内写真。インプラント上部構造の異常、およびインプラント周囲の炎症所見は認められない

パターン認識法

患者の「食事をすると左下のインプラントが痛い」という訴えから、一般的に推定される診断名を挙げる。

①主訴、症状	②主訴、症状に対するイメージ	③気になる口腔内所見
インプラントが痛くて噛めない 痛みが増悪していく 頭痛を伴う インプラントが顎に食い込む感じがする	噛むと痛い→咬合過高、スクリューの緩み 痛みが悪化していく→インプラント周囲炎 頭痛を伴う→炎症の波及拡大、骨髄炎 顎に食い込む→インプラント体沈下による神経損傷	プロビジョナルレストレーションから最終上部構造に置き換えたタイミングでの症状発現。何が作用したのか
④思い浮かぶ診断名	⑤確認検査	⑥最終診断
インプラント上部構造の問題 インプラント体破折 インプラント周囲炎 下顎骨骨髄炎 外傷性神経障害性疼痛	インプラント部早期接触、咬合過高の有無確認 側方運動時干渉の有無確認 インプラント周囲組織に炎症確認 対合歯、隣在歯に異常所見が認められないか	理由は不明ながら、インプラントが原因で症状が発現している

処置と経過

インプラント周囲組織に異常は認められず、アバットメントスクリューに破損、緩みなどの異常所見も認められなかった。そこで、過剰負荷を避けるために咬合調整を行った。2週間後、症状は改善せず、増悪傾向を示した。

「インプラントが神経に触っているのではないか」との訴えに対してCBCTで確認したところ、インプラントと下顎管の間には十分な距離が保たれており、周囲骨にも異常所見は認められなかった。そのため、インプラントに関連した痛みではないと考えた。

仮説演繹法

「噛むとインプラントが顎に食い込む感じがする。インプラントが神経に触っているのではないか。除去してほしい」との訴えに対し、パターン認識法にてインプラントが原因の痛みを疑ったが、原因は見つからなかった。

仮説演繹法で、鑑別診断をどのように進めたかを示す。

①他部位の歯原性歯痛はないか、全部の歯を調べる。
②非歯原性疼痛疾患を以下に挙げる。下顎骨骨髄炎、頭蓋内病変、筋・筋膜性疼痛、外傷性神経障害性疼痛、帯状疱疹後神経痛。

ステップ❶ 主訴、症状		ステップ❷ 鑑別診断想起		ステップ❸ 確認		予備診断結果
	医学用語に置換：	これだろうと思う疾患から、見逃してはならない疾患、心因性も考慮する		鑑別診断の確認作業、検査・問診、鑑別診断ごとに検査する		
咬むと痛い 夕方になると何もしなくても下顎右側臼歯部に鈍い痛みが出てくる	咬合痛 咀嚼時痛 自発痛（鈍痛）	見逃してはならない疾患	脳腫瘍	12脳神経診査 画像検査（CT、MRI） 血液検査	感覚障害なし 画像検査異常なし 血液検査異常なし	×
			顎骨骨髄炎			×
			悪性腫瘍			×
		この症状で一般的な疾患	外傷性神経障害性疼痛	痛みの範囲確認 感覚検査 外傷の既往確認 CBCT撮影	インプラント体と下顎管には十分な距離が保たれている。左下唇知覚鈍麻などの神経損傷を疑う感覚障害所見はなかった	×
		この例はこの疾患の可能性	非歯原性歯痛 筋・筋膜性疼痛	筋触診	筋硬結あり、筋圧痛あり、関連痛あり	◯
			歯原性歯痛 歯髄炎 辺縁性歯周組織炎	全歯の精査、局所誘発刺激 画像検査 歯周組織検査	他の歯には、う蝕、歯周疾患など異常なし	× ×
		他に考えられる疾患	三叉神経痛	痛み性状確認 トリガーゾーンの有無	発作痛なし トリガーゾーンなし	×
			帯状疱疹後神経痛	口腔内、皮膚の確認 感覚検査	持続時間などが異なる疱疹、感覚異常なし、帯状疱疹の既往なし	×
			インプラント周囲炎 インプラント体破折	画像診断 インプラント周囲組織検査 噛みしめ負荷試験	インプラント周囲組織に異常なし 噛みしめで痛みあり	× △
			上部構造体の不具合	上部構造体確認	インプラント体、上部構造体に異常なし	×
		心因性	不安障害 身体症状症	医療面接 心理テスト	症状の訴えに違和感なし 一貫性があり、論理的	× ×

❶CBCTにてインプラント体と下顎管には十分な距離が保たれており、一次オペ術中、神経損傷を疑う所見は認めなかったこと、感覚障害が認められないことから、改めてインプラントに関連する痛みを除外診断できた。

❷左側咬筋、側頭筋のトリガーポイントからの関連痛があり、患者がインプラント部に感じている痛みが再現され、噛みしめ負荷試験でインプラント部に痛みが生じた。確認のために両筋にトリガーポイント注射を行って、噛みしめ負荷試験を行ったところ、インプラント部の痛みは生じなかっ

た。⌈6 7部インプラント部の痛みは左側咬筋、側頭筋の筋・筋膜性疼痛からの関連痛であると考えられた。頭痛も同様に左側側頭筋の筋・筋膜性疼痛の関連痛と考えられた。

❸側頭筋および咬筋の筋・筋膜性疼痛に対して、くいしばりの是正、偏咀嚼修正や姿勢改善などの認知行動療法と開口ストレッチ、頸部筋ストレッチのセルフケアを指導した。

❹2週間後、VAS20/100と症状は改善し、1ヵ月後には症状はほぼ消失した。

最終診断：左側咬筋、側頭筋の筋・筋膜性疼痛からの関連痛としての⌈6 7部インプラント部痛

パターン認識法で診断エラーが生じた理由　*Why did the error occur?*

1．関与した認知バイアス

1）第一印象による初期仮説

①咀嚼時にインプラント部に痛みが発現しているため、インプラントの不具合と想起した（代表性バイアス）。

②以前に最終上部構造装着後に咬合過高や違和感を訴えた症例を経験したため、同様の事象と考えた（利用可能バイアス）。

2）思考過程の早期に現症の特殊な点に固執してしまい、初期情報だけに重きをおく

インプラントが痛いと患者が強く訴えていることから、インプラントに関連したトラブルが痛みの原因と考えてしまった。最終上部構造装着2ヵ月後のタイミングで症状が発現したため、インプラントに起因した痛みと思い、他は考えられなかった（アンカリング、固着性バイアス、早期閉鎖）。

3）他の疾患の可能性を考えることをやめた（早期閉鎖）

①対合歯、隣在歯に異常所見が認められなかったた

め、やはりインプラントだと確信した（確認バイアス）。

②「インプラント以外の部位は噛んでも痛くない」との訴えから、他は調べなかった（確証バイアス）。

4）初期仮説の誤りによって結果的に診断エラーとなった

患者が痛いと訴えた部位が、異常が起こってほしくないインプラントだったため、逆に「インプラントに起因した痛み」という初期仮説にとらわれてしまった。

2．認知バイアスが入り込みやすかった状況（劣診断状況）

インプラントが痛いという患者の訴えと、対合歯、隣在歯に異常所見がない状況から、インプラントに起因した痛みという初期仮説が思い浮かんだ。「インプラントが顎に食い込む感じ、インプラントが神経に触っている」という強い訴えと、最終上部構造装着2ヵ月後であったことから、アンカリング、固着性バイアスが働き、インプラント

が原因であるとの初期仮説が最終診断となってし
まった。

症例省察 Case Reflection

　本症例は、筋・筋膜性疼痛の関連痛としてインプラント部に痛みが発現していた。初期情報の「患者の訴えるインプラント部の痛み」と「最終上部構造装着2ヵ月後に発症した」によって、インプラントの異常という初期仮説が生まれ、アンカリング、固着性バイアスが強く働いて診断エラーに繋がった。誤った診断のもと治療が行われれば、インプラント体の撤去の可能性もあった。

　今後、インプラントに関するトラブルが増加することが予測され、そのなかには非歯原性歯痛と同様に、インプラントそのものに原因のないインプラント部の痛みも含まれることが危惧される。

　パターン認識法はスピーディーで労力をかけずに診断できる一方、誤った認知と環境要因の影響を受けやすく、とくに劣状況では診断エラーを招きやすい。これらを防ぐには直感的思考(パターン認識法)による診断だけに頼るのではなく、時間をかけて、環境要因の影響を受けにくい分析的アプローチ（仮説演繹法）を用いるべきである。日常臨床で初期仮説に迷いが生じた際は、並行して仮説演繹法を進めることが患者の安全とケアの質の向上に繋がると考える。

Dr. 和嶋の診断エラーを防ぐためのアドバイス

　患者の「食事をするとインプラント部が痛くなる、神経に触っているのではないか、除去してほしい」という訴えは、自分で植立したインプラント部に異常が生じたかもしれない、患者からクレームが生じたということで、執筆者にとって重大事件であり、一気に劣状況となってしまったことが想像される。例として、自分の生活が忙しい、体調不良、スタッフがあわただしくしている、診療が混んでて次の患者が待っている、患者が怒っているなどの劣状況にある際は、パターン認識法に各種の認知バイアスが入り込み、診断エラーを起こしやすいといわれている。

　本症例は、認知バイアスの加わった患者の訴えにより診療側が劣状況になり、パターン認識法に認知バイアスが入り込んだ典型例である。患者の訴えは、「食事の際にインプラント部に痛みが生じる、これはインプラントが悪いからだ、神経に触っているからだ」という代表性バイアスが加わっている。診療側でもインプラント部の異常という訴えにインプラントに原因があるのでは？　というステレオタイプの不安により代表性バイアスが加わり、「食事をしてインプラント部が痛くなるのは、インプラントに咀嚼力が加わると、インプラントの周囲が炎症を起こしているか、神経に圧力が加わって痛みが出るからだ」と考えてしまい、「インプラント部に異常発生」が初期仮説となってしまった。

　インプラント部の確認を行い、異常は認められなかったが、最終上部構造装着2ヵ月後のタイミングで発現した症状であるため、アンカリング、固着性バイアス、早期閉鎖の認知バイアスにより、インプラントに起因した痛みと思い込んで他のことは考えられなかった。さらに対合歯、隣在歯にも異常所見が確認されなかったために、確認バイアスが働き、いっそうインプラントの異常という初期仮説が強まってしまった。

　このような場面こそ仮説演繹法の出番である。まずは神経に当たっているのではないかという訴えから、この症状で一般的な疾患として外傷後神経障害性疼痛を想起する、その他に口腔顔面痛では一般的な筋・筋膜性疼痛、見逃すことの多い歯原性歯痛、見逃してはならない疾患も想起する。再度、インプラント関連の異常も想起すべきである。

　本症例では、口腔顔面痛の一般診査である咀嚼筋診査で咬筋に圧痛が見つかり、関連痛としてインプラント部にいつもの痛みが誘発された。また、感覚障害では異常がないことなどから筋・筋膜性疼痛と最終診断されている。噛みしめは、歯や歯周組織と同様にインプラントに負荷をかけるとともに咬筋等の閉口筋を緊張させて痛みを誘発することがあり、歯原性だけの原因ではないことを知る必要がある。

Section
5

矯正治療中の筋・筋膜性疼痛の痛みを食片圧入による歯肉炎と間違えた症例

伏見詩音 *Shion FUSHIMI*
北海道・伏見歯科・矯正歯科診療室

〈 症例概要 〉

▶**患者**：17歳、男子（高校生）

▶**主訴**：先日、矯正装置を調整した後、左上の歯の間に食べ物が詰まり、歯が痛い

▶**現病歴**：9ヵ月前から矯正治療中。1週間前にワイヤー調整をして、数日後に上顎左側の歯に自発的な鈍い持続痛と食事時の痛みが生じるようになった

▶**口腔内所見**：

●**う蝕、修復状態**：6|6改良型パラタルバー、上下顎マルチブラケット装置装着、左側上下の歯に異常所見なし（図1、2）

●**歯肉、歯周組織**：バンドを装着している6近遠心に食片圧入と歯肉腫脹あり、その他の歯にも軽度の発赤、腫脹あり

●矯正治療開始前に上下左右の智歯を抜歯している

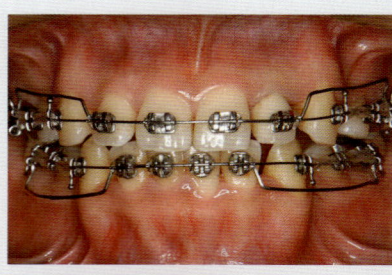
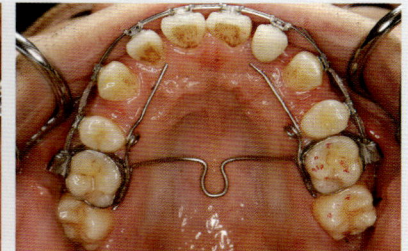
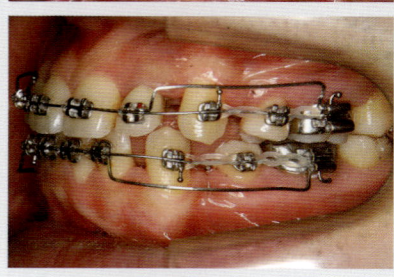

図❶　疼痛発生時の口腔内写真

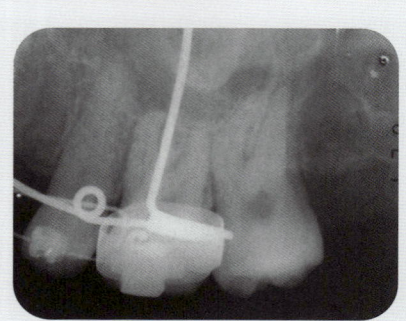

図❷　疼痛発生時のデンタルX線写真

パターン認識法 *Pattern Recognition Methods*

　患者の「先日、矯正装置を調整した後、左上の歯の間に食べ物が詰まり、歯が痛い」という訴えから、一般的に推定される診断名を挙げる。

①主訴、症状	②主訴、症状に対するイメージ	③気になる口腔内所見
矯正装置の調整の後、歯が痛い 痛みが続く 噛むと痛い 食べ物が挟まる ジワジワ、ズキズキ鈍い痛み	矯正装置の調整の後→炎症反応 歯が痛い→う蝕 噛むと痛い→根尖性歯周組織炎、歯髄炎、歯肉炎 食べ物が挟まる→歯肉炎、う蝕 ジワジワ、ズキズキ鈍い痛み→歯髄炎	矯正用バンドが装着された⌞6に食片圧入と歯肉の腫脹あり

④思い浮かぶ診断名	⑤確認検査	⑥最終診断
⌞6：歯肉炎・辺縁性歯周組織炎	歯周組織検査：刺激痛、歯肉腫脹、出血あり 打診：違和感 エアー冷刺激：なし デンタルX線：異常所見なし	食片圧入による歯肉炎

処置と経過 *Treatment and progress*

　当該部のプラークを除去して、歯間ブラシを指導した。4日後、痛みは改善せず、さらに頭痛が発現したために再来院。

　⌞6歯間部歯肉の腫脹が軽減し、刺激時、軽度の出血はあるが痛みは軽度であった。刺激により自発痛は変化しないこと、噛みしめ時の痛みが改善していないことから、再診査により、⌞6部の痛みは歯肉炎による痛みではないと判断した。

仮説演繹法 *Hypothetico-deductive method*

　「先日、矯正装置を調整した後、左上の歯の間に食べ物が詰まり、歯が痛い」との訴えに対し、パターン認識法にて食片圧入が原因の痛みを疑ったが、原因は見つからなかった。

　仮説演繹法で鑑別診断をどのように進めたかを示す。

①他部位の歯周疾患、歯髄炎を含めて歯原性歯痛はないか、すべての歯を調べる。

②非歯原性疼痛疾患を挙げる。急性上顎洞炎、筋・筋膜性疼痛、緊張型頭痛、帯状疱疹など。

ステップ❶ 主訴、症状		ステップ❷ 鑑別診断想起		ステップ❸ 確認		予備診断結果
	医学用語に置換:	これだろうと思う疾患から、見逃してはならない疾患、心因性も考慮する		鑑別診断の確認作業、検査・問診、鑑別診断ごとに検査する		
歯が痛い 噛むと痛い 矯正装置の調整の後、食べ物が挟まる ジワジワ、ズキズキ鈍い痛み 痛みは続いている	歯原性歯痛 咬合時痛 炎症性反応 食片圧入 鈍痛 持続痛	見逃してはならない疾患	脳腫瘍	12脳神経診査 画像検査	感覚障害なし 画像検査異常なし	×
			顎骨骨髄炎			×
			上顎洞悪性腫瘍			×
		この症状で一般的な疾患	非歯原性歯痛 筋・筋膜性疼痛 急性上顎洞炎	圧痛検査（筋触診） 上顎洞診査 頭痛診査、頭蓋周囲の筋触診	咬筋から上顎左側の歯に関連痛（Familiar pain） 上顎洞異常なし 頭蓋周囲筋に圧痛あり（Familiar pain）頭痛再現	○ ×
			緊張型頭痛			○
		この例はこの疾患の可能性	歯原性歯痛 矯正力による痛み	上下顎左側全歯の精査、局所誘発刺激	矯正装置が付いている歯に軽度の打診痛があるが、持続性の痛みに影響なし	×
			歯原性歯痛 歯髄炎	視診、局所誘発刺激 画像検査	う蝕なし、歯髄炎所見なし	×
		他に考えられる疾患	歯原性歯痛 歯肉炎	上下顎左側全歯の歯周組織検査	6 軽度歯肉刺激痛	×
			帯状疱疹後神経痛	口腔内歯肉粘膜診査	口内炎等なし	×
		心因性	身体症状症	医療面接	症状の訴えに違和感なし、一貫性があり、論理的	×
			心身症		生徒会活動とテストによるストレスを自覚	△

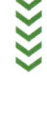

ステップ❹
診断確認・総合検討からの最終診断

　ステップ3において、非歯原性歯痛（筋・筋膜性疼痛）および緊張型頭痛の可能性が残ったので、6 歯肉の再精査および頭頸部の筋精査を行った。

❶歯肉炎のあった6を診査し、軽度の刺激痛と出血を認めたが、持続痛は再現されなかった。改めて、6の歯肉炎による痛みは否定された。

❷頭蓋周囲の筋および頸部の筋を触診にて圧痛検査したところ、全体的に強い圧痛を認めた。

❸左側咬筋圧痛点からの関連痛として上顎左側大臼歯部に痛みを認めた。「これはいつもの痛み（Familiar pain）ですか?」の質問に対して「はい」の答えが得られた。

❹側頭筋、僧帽筋に強い圧痛が認められ、同部からの関連痛として頭痛が再現された。

❺最近、学校生活の忙しさからストレスを自覚していたとのことで、筋痛発症に関連していると思われる。

最終診断：筋・筋膜性疼痛、緊張型頭痛

パターン認識法で診断エラーが生じた理由 *Why did the error occur?*

1．関与した認知バイアス

①矯正治療中にたびたび起こることがある「食べ物が挟まる」、「噛むと痛い」との訴えから食片圧入による歯肉炎を想起した（代表性バイアス、利用可能バイアス）。

②痛いと訴えた6に食片圧入と歯肉腫脹があったので、その歯が原因だと思った（アンカリング、固着性バイアス）。

③探針で歯肉刺激痛と出血が見られたことから、歯肉炎を確信した（確認バイアス）。

④持続痛は再現されなかったが、他は調べなかった（確証バイアス）。

2．認知バイアスが入り込みやすかった状況（劣診断状況）

　矯正治療中は、歯の移動に伴う炎症反応に加えて、早期接触が原因と思われる歯根膜炎が生じやすい。また、歯間離開により食片圧入による歯肉炎がたびたび起こる。

　本症例では、矯正装置調整の数日後、「左上の歯が痛い」と訴え、6 の矯正用バンド装着部にあきらかな食片圧入が認められ、患者の訴えと一致した部位の歯肉刺激で痛みが生じたことから、矯正治療中によく見られる食片圧入による痛みと診断エラーしてしまった。

矯正治療中は、装置やワイヤーなどの物理的な刺激によって、歯肉、頬粘膜、舌に痛みが起こりやすい。また、歯の移動による炎症や血行障害に伴う痛み、早期接触による歯根膜炎、歯面に付けられた複雑な装置に付着するプラークに起因した歯肉炎やう蝕の発生・進行など、歯原性の歯痛や口腔内のさまざまな組織の痛みが起こりやすい環境であるといえる。

矯正治療においては、プラークコントロールに努めると同時に、矯正治療をスムーズに進めるため、歯の移動による痛みは最小限にして、それ以外に装置による外傷的な痛みが極力出ないように注意する。

このように基本的な点に注意を払っても、思わぬトラブルが生じることがある。本症例は、症状を訴える歯にあきらかな食片圧入と出血がみられ、刺激痛も認められたことから、矯正治療中によくみられる歯肉炎症状と診断した。しかし、結果的には代表性バイアス、利用可能バイアスによる診断エラーであった。最終診断は、非歯原性歯痛のなかでは最も一般的な筋・筋膜性疼痛であった。

矯正治療と、咀嚼筋痛を含めた顎関節症には、直接的な関連はないといわれているが、矯正治療中に何らかの顎関節症症状が出ると治療の中断を余儀なくされるので、矯正開始前にスクリーニングとして顎関節障害、咀嚼筋障害の診査は必須である。

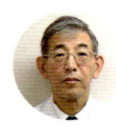

Dr. 和嶋の診断エラーを防ぐためのアドバイス

矯正治療においてはブラケット、ワイヤーなど物理的な刺激によって、頬粘膜、歯肉、舌に痛みが起こりやすく、また、歯の移動による痛み、早期接触による歯根膜炎、装置に付着するプラークに起因する歯肉炎やう蝕の発生、進行など、歯原性の歯痛を含め口腔内にさまざまな痛みが起こりやすい環境になりうる。矯正治療中はプラークコントロールに努め、治療をスムーズに進めるため、歯の移動による痛みを最小限にし、それ以外の原因による痛みは極力出ないように注意する。

本症例では「歯の間に食べ物が詰まり、歯が痛い」という訴えから、代表性バイアス、利用可能バイアスが介入して歯肉痛が想起され、痛みを訴える歯にあきらかな食片圧入と歯肉腫脹、出血が見られ、刺激痛も認められたことから、アンカリング、固着性バイアスが作用して、食片圧入による歯肉炎の痛みであるという初期仮説が確信されている。しかし歯肉炎の治療改善にもかかわらず、噛みしめ時の痛みが改善しないことから、他の要因を疑って仮説演繹法が開始された。

本症例は、咬筋の筋・筋膜性疼痛による関連痛としての歯痛であった。矯正治療中に何らかの顎関節症症状が生じると、矯正治療が原因であると考えがちであるが、おそらく、治療前にすでに咬筋の筋痛障害があり、矯正治療が進むに従って、偏咀嚼や学校生活のストレスなどの発症因子が加わったことで、筋・筋膜性疼痛という病態に発展したものと考えられる。下記の論文に書かれているように、矯正治療と顎関節症は直接的な関連はないといわれているが、矯正治療中に何らかの症状が生じてしまうと、矯正治療の中断を余儀なくされるので治療開始前にスクリーニングとして顎関節障害、咀嚼筋障害の検査は必須である。

矯正治療と顎関節症（TMD）に関する最新情報：2022年1月に発刊された『American Journal of Orthodontics and Dentofacial Orthopedics』に、Charles Greene らによるレビュー論文として、1992年1月の顎関節に関する特集号が発刊されて以来の矯正治療と TMD に関する米国の変化と現状について記されている。その論文では、矯正治療を含めた TMD 全般に共通する考え方として、「TMD ケアを過度な咬合および機械的な考え方一辺倒から、医学的および生物心理社会的モデルへ移行すること」であると強調している。そして、エビデンスとして「抜歯を伴う、あるいは伴わない従来の矯正治療が TMD の治療にならない、矯正によって歯並びをきれいにすることが TMD の予防にもならない。その一方で、矯正治療が TMD の原因にはならない」と述べている。

Section 6 歯痛の原因が筋・筋膜性疼痛と納得してもらうのに苦慮した症例

田上亜紀 *Aki TAGAMI*

東京都・田上歯科医院

〈 症例概要 〉

▶**患者**：74歳、女性。主婦（ご主人の建築会社で事務の仕事手伝い）

▶**主訴**：<u>567</u>に自発痛（ジワジワ）があり、咀嚼時に痛いときがある

▶**現病歴**：X-12年2月、数年前からときどき下顎左側に違和感を自覚していた。1週間前より同部に腫れた感じがして、続いて安静時にジワジワと痛く、ときどき咀嚼時痛がでるようになった

▶**口腔内所見**：う蝕、歯肉異常を認めず。打診痛（±）、冷温水痛（−）、上顎総義歯、下顎全歯残存（⑤⑥⑥⑦はブリッジ）

▶**デンタルX線写真（−）**：<u>567</u>にう蝕、根尖病巣認めず（図1）

▶**筋診査**：左側咬筋圧痛は著明（++）。歯へのあきらかな関連痛再現できず。左側側頭筋、左側後頸部筋圧痛軽度（+）

▶**左右顎関節**：下顎頭滑走問題なし、関節圧痛、関節痛誘発試験、牽引、圧迫誘発痛なし

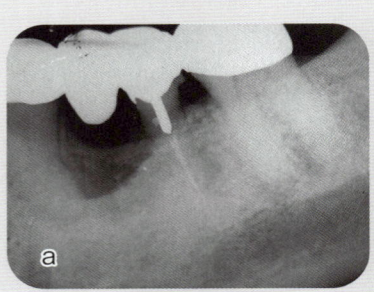 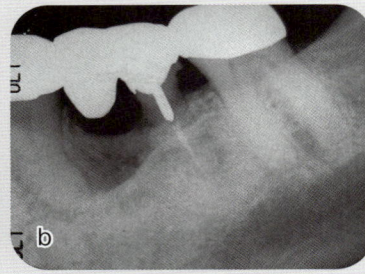

図❶　a：X-12年、初診時のデンタルX線写真、b：X-9年、再評価時のデンタルX線写真

パターン認識法　*Pattern Recognition Methods*

　患者の「<u>567</u>に自発痛（ジワジワ）があり、咀嚼時に痛いときがある」という訴えから、一般的に推定される診断名を挙げる。

①主訴、症状	②主訴、症状に対するイメージ	③気になる口腔内所見
歯の違和感 歯肉の腫れた感じ ときどき、噛むと痛い じっとしているとき、歯がジワジワ痛い	歯の違和感、ジワジワとした自発痛、噛むと痛い—根尖性歯周組織炎、筋痛 歯肉の腫れた感じ—辺縁性歯周組織炎	歯間部の清掃状態はやや不良で、歯周病の疑いあり 上顎総義歯床縁に圧痕がくっきりついていて、噛みしめが疑われる
④思い浮かぶ診断名	⑤確認検査	⑥最終診断
辺縁性歯周組織炎 根尖性歯周組織炎 筋・筋膜性疼痛	打診（±）、ワッテ噛み痛み（±）、痛み反応の部位不明（ブリッジのため） 冷温刺激はしみない、デンタルX線写真にて根尖部異常なし 歯肉刺激痛なし、PPD 3㎜・出血なし（歯周炎ではない） 左側咬筋圧痛は著明、周囲に拡散	左側咬筋の筋・筋膜性疼痛

初診時、患者への説明と患者の反応、解釈モデル把握による治療方針の変遷 *Changes in treatment policy*

　X-12年2/9、患者は歯、歯周組織の不具合を訴えるが、左側咬筋の筋・筋膜性疼痛による症状であることを説明した（図2、表1、2）。

筆者：【説明】肩凝りがひどいと頭痛がすることがあるように、痛みには痛みの原因となる場所と、痛みを感じる場所が違うことがあって、筋肉が原因で歯が痛く感じることがある。

患者：私は歯が痛いんです。

筆者：【説明】肩と頬の筋肉が緊張して凝っている。それが歯痛と歯肉の違和感を引き起こしている。同様の原因で頭痛が起こることもあるが、どうか。

患者：肩と首と頬の筋肉は押されると痛い。右側の頭痛がときどきある。以前に頭痛を整形外科で調べてもらったら、頸椎症といわれた。

● 筋・筋膜性疼痛発症の背景：2週間前に、ご主人が痙攣発作を起こして救急車を呼んで緊急入院し、少し前に退院してきた。去年も痙攣発作を起こしたが、今回はひどくて驚いたとのこと。

● 治療方針：筋痛により歯の痛みが生じていることに納得してもらえなかったので、正面突破は諦めて、説得の方向を変えて、筋のこわばりが歯科治療の際に支障になる話をする。

筆者：【説明】頬の筋肉が凝って、こわばっているので、口が開きにくくなっている。歯科治療をするにしても、開口を続けるのがつらいので、口を開ける訓練をしてほしい。開口練習として3横指開口ストレッチ、右側（健側）咀嚼を心がける、夜間就寝時は上顎義歯を外すこと。

患者：治療の際に開口状態を保つのは、たしかに顎が疲れる。治療に差し障りがありそうなのもわかるので、開ける訓練はやってみようと思う。

【解釈モデル】肩凝りで頭痛がするのは何となくわかる。しかし、筋肉で歯が痛くなるなんて、聞いたことがない。私は筋肉ではなく、歯が痛いんだ。でも筋肉のこわばりが歯の治療に支障があるなら、少し開口練習をやってみよう。

● 治療方針：何とか歯の治療をしないで、時間稼ぎして筋・筋膜性疼痛の改善を図る。そのため、ラバーポイントで下顎左側臼歯部の咬合調整のふりをする。

図❷　筆者と患者のやりとり

表❶　初診後の経過①

日付	治療者側	患者訴え、解釈モデル
X-12年 2/14	開口練習と夜間就寝中に上顎総義歯を外すことはやっているか。歯痛が少しよくなっているので、もう少し口を開ける訓練で様子をみてはどうか	開口練習をやっている。夜には義歯を外している。前回より少し治まってきたが、まだ歯が痛い
	筋・筋膜性疼痛の説得をもう一度試みる	（筋肉が原因であると説明すると返事をしなくなり、会話が途切れてしまう）
2/21	どうしても歯の治療をしてほしいと受診。解釈モデルの推定：肩凝りで頭痛がするのはわかるが、筋肉で歯が痛くなるなんて聞いたことがない。私は筋肉ではなく歯が痛いんだ。どうしても歯の治療をしてほしい	
	患者の歯の治療希望に応じ、患側のブリッジを外して、噛めないことによる筋の負担軽減を図る	歯の治療がはじまったことに満足。「これで治りそう」と言って帰宅した

表❷　初診後の経過②

日付	治療者側	患者訴え、解釈モデル
X-12年 3/1	歯痛、頭痛の改善はセルフケアの効果による。対決を避けるためにあえて歯痛には触れず、頭痛の改善を褒めて、開口練習、日中の噛みしめに気をつけること、肩、首のストレッチも忘れずに行うように伝えた	歯の痛みはあまり気にならなくなってきた。口を開けているのが、少し楽になった気がする。開口練習は毎日続け、夜は義歯を外している。噛んでいるような気もするから、気をつけてみる。肩凝りは以前からひどいのでストレッチをやってみる
3/23	筋のこわばりが少なくなっていることを伝え、歯痛・頭痛の改善を褒めた	歯の痛みがなくなった。頭痛が減った
4/10	ブリッジセット。ブリッジが入ったが、しばらくはこちらで噛まないようにと指導した	ブリッジが入って安心した、やっぱり歯の治療したからよくなったのでしょう
5/10	セルフケアを続けていると、噛みしめの癖が徐々に減ってくると思う	頭痛が楽になったので、ストレッチと開口練習を続けている。噛みしめも気をつけている

その後、歯痛は改善し、健側咀嚼、開口ストレッチ、上顎総義歯を外して就寝するなどで、歯痛はなく、ときどき違和感がある程度で経過した。

仮説演繹法　*Hypothetico-deductive method*

X-9年5月（前回治療から3年後）に、「数日前から朝に歯がズキズキ痛かった。いまは歯肉が腫れた感じがする」と再診した。3年前に診断した噛みしめによる筋・筋膜性疼痛の再発だろうと思ったが、他の原因も考えて仮説演繹法で再評価した。

ステップ❶ 主訴、症状		ステップ❷ 鑑別診断想起		ステップ❸ 確認		予備診断結果
	医学用語に置換：	これだろうと思う疾患から、見逃してはならない疾患、心因性も考慮する		鑑別診断の確認作業、検査・問診、鑑別診断ごとに検査する		
歯の違和感 歯肉の腫れた感じ ときどき、噛むと痛い じっとしているとき、歯がジワジワ痛い	歯肉、頬部の腫脹感 咬合時痛 自発痛 鈍痛	見逃してはならない疾患	脳腫瘍	12脳神経診査 画像検査	感覚障害異常なし	×
			顎骨骨髄炎		画像検査異常なし	×
		この症状で一般的な疾患	非歯原性歯痛 　筋・筋膜性疼痛	咀嚼筋・頸部筋 圧痛検査 疼痛性状確認	左側咬筋の圧痛が著明であり、下顎の患歯の周囲に関連痛は誘発されるが、あきらかな歯痛は再現できない	△
		この例はこの疾患の可能性	歯原性歯痛 　根尖性歯周組織炎 　辺縁性歯周組織炎	下顎左側の全歯の精査、局所誘発刺激 画像検査 歯周組織検査	⑤⑥⑥⑦：ブリッジが緩みなく装着されている。打診反応不明瞭、エアー、冷温刺激に反応なし、歯周疾患認めず他の歯にはう蝕、歯周疾患等異常なし	× ×
		他に考えられる疾患	帯状疱疹 口内炎 緊張型頭痛	口腔内、皮膚の確認 感覚障害の確認 痛み性状確認	疱疹、感覚異常なし	×
					痛みの持続時間等が異なる	× ×
		心因性	不安障害 身体症状症	医療面接	症状の訴えに違和感なし、一貫性があり、論理的	×

ステップ❹
診断確認・総合検討からの最終診断

主訴の「歯痛、歯肉の腫れた感じ」の最終診断：左側咬筋の筋・筋膜性疼痛の疑い

　患者は下顎左側の歯痛を訴えたが、局所刺激では疼痛誘発されず。左側咬筋に硬結、圧痛があきらかに認められた。下顎の患歯の周囲に関連痛らしき違和感が誘発されるが、主訴の歯痛は再現されなかった。他の鑑別診断は否定されたことから、主訴の歯痛、歯肉の違和感の病態は咬筋の筋・筋膜性疼痛の疑いが高いと診断した。

　なお、その後の筆者と患者のやりとりを図3に示す。

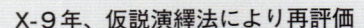

X-9年、仮説演繹法により再評価
● 治療方針：食事中や日中よりも、朝の自発痛が強いようだから、就寝時には義歯を外してもらったほうがよさそうだ。
筆者：【指導】夜間就寝中に上顎総義歯を入れていると、筋肉のこわばりだけでなく、以前の古い義歯のように人工歯の
　　　摩耗や顎堤の吸収が早く進み、よくない。
患者：セルフケアの頻度は一時より減ったが続けている。しかし、地震などで歯がなくなってたいへんだったというニュ
　　　ースを聞いて心配になったので、夜間就寝時は上顎総義歯を外していない。
筆者：【提案】どうしても義歯を外して寝るのが嫌なら、古い義歯を少し調整して使ったらどうか。
患者：それなら試してみてもよい。
● 処置：古い上顎総義歯を前歯部のみ咬合するように調整して、就寝時に使ってもらうこととした。
● 経過：その後、歯痛は治まった。セルフケアは続けている。調整した古い上顎総義歯をときどき入れて寝ているとの
　　　ことであった。

X-8年2月、再来
　歯の痛みはない。セルフケアは続けている。夜間就寝時は義歯を外している、たまに古い義歯を入れている。家族に姿
勢が悪いと言われたから気をつけているとのことであった。
筆者：【指導】筋肉と頭痛に、ご自分で関心をもって、姿勢のことに気づいていただけてうれしいです。姿勢は大切です。
　　　また、セルフケアは、いまのまま続けてください。歯と歯肉の状態はよいので、開口練習を増やしましょう。

X-4年4月、4年間空いた後、歯の痛みはないが前歯に黒い部分があるということで再来
● 患者状況：受診しなかった4年間に、X-7年にご主人が死去、X-6年に長女が死去（長女のご主人は以前に亡くなって
　　　いる）。現在は長女の長男（孫）と同居中であることがわかった。
● 筆者の内心：前回受診から4年間空いて来院したのは、ご主人、娘さんを亡くして歯科治療どころではなかったのだ
　　　ろう。生活状況が大きく変化したのに、筋緊張があまり強くなく、痛みがなくてよかった。表情が柔らかくなっている。
筆者：たいへんでしたね。お孫さんと一緒なら安心ですね。

X-1年12月、再来
　先週3日ほど「567」がズキズキした、いまは歯肉が腫れた感じ、ジクジクした感じ。今朝は少しズキズキ痛かった。
● 診査：自発痛があるとのことだが、歯と歯肉の状態は悪くない。筋症状が悪くなっていないか、診査しよう。
筆者：【指導】頬の筋肉が凝っている。セルフケアを行っているかを確認し、筋・筋膜性疼痛の異所性疼痛による歯痛、
　　　歯肉の違和感の説明に再挑戦する。
患者：筋肉を押されるとかなり痛いし、歯にも響くので、忘れていたセルフケアをまたやってみようと思う。夜は義歯を
　　　外している。
● 筆者の内心：何かいつもと違う感じがした。ストレスになるようなことが起きていないか確認しよう。
患者：ずっと同居中だった孫が、来春から転勤になるようだ。娘の死後、孫は祖母の面倒をみるために転勤を断っていた
　　　ようだが、そろそろ限界だと人事に言われたらしい。転勤した後にどうやって生活するか不安がいっぱい。長男夫
　　　妻が近くに住んでいるがお嫁さんと仲が悪く、同居できない。

図❸　筆者と患者のやりとり

症例省察

Case Reflection

　本症例における、主治医としての大きな問題点は、①筋・筋膜性疼痛の診査の不確実さと、②患者の解釈モデルを変えるためのコミュニケーション能力不足の2つであった。

1．筋・筋膜性疼痛の診査の不確実さ

　左側咬筋の圧痛が著明であったが、術者の筋力不足のため関連痛誘発に必要な圧力を加えることができず、主訴の歯痛を再現することができなかった。肩凝りで頭痛が起こること、心筋梗塞の際に左腕や肩の痛みがでることなど、関連痛の典型例の説明は理解してもらったが、現在の歯痛が筋・筋膜性疼痛の関連痛であることは納得してもらえず、早期に解釈モデルの擦り合わせができなかった。

　筋・筋膜性疼痛の治療で、最初に解釈モデルのすり合わせができずに治療を開始すると、後々まで引きずることになり、自らの対応能力のなさを自覚しながら、患者に寄りそうことしかできなくなるので、注意が必要である。

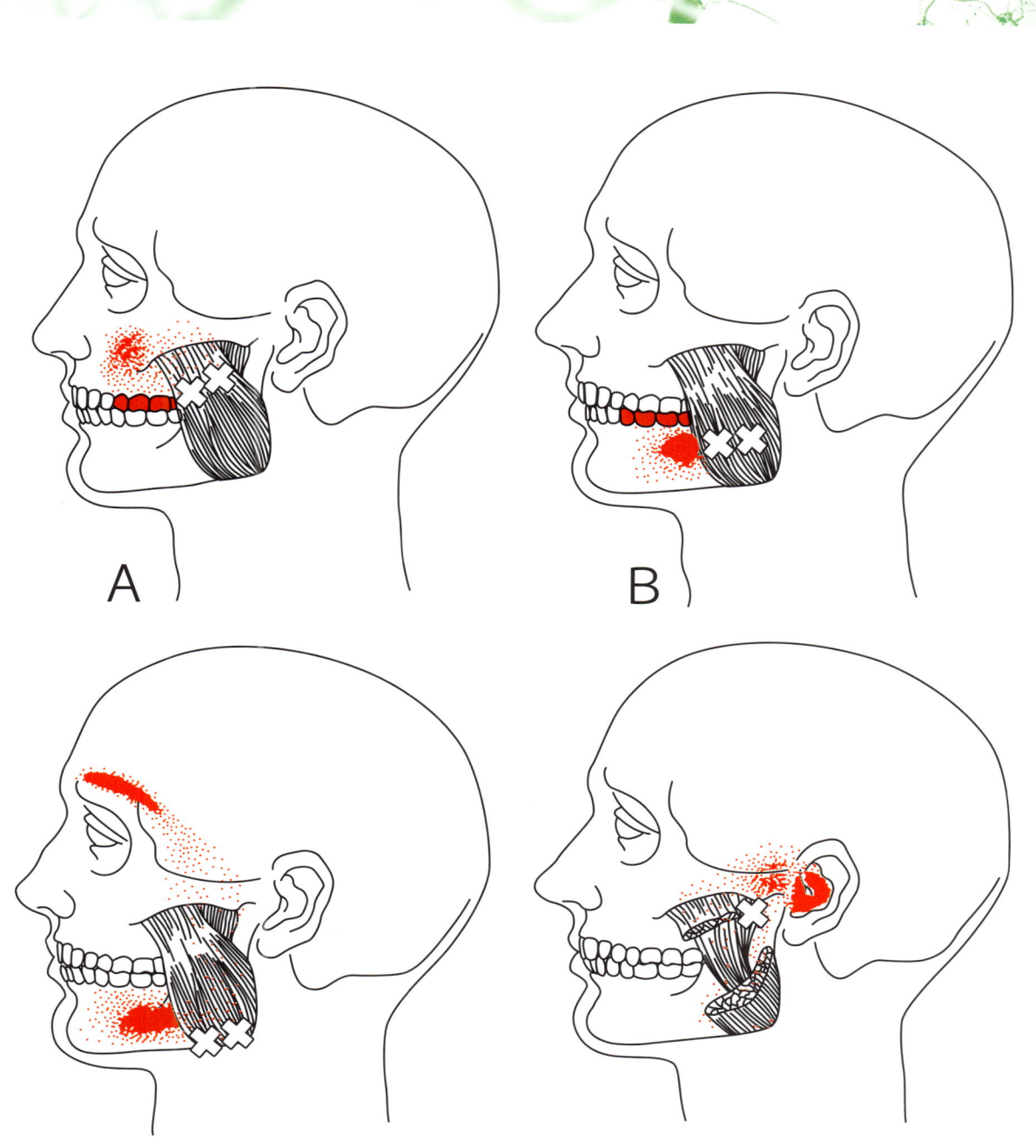

図❹　咬筋のトリガーポイント（×印）と関連痛のパターン（点状）。筋圧痛診査には、1 kgの力が必要である。また関連痛の再現には2 kgの力で5秒押す必要がある（参考文献[1]より引用改変）

　筋圧痛診査、とくに関連痛誘発には、ある程度の筋力が必要である。筋圧痛診査（咬筋、側頭筋）には1 kg、関連痛の再現には約2 kgで約5秒の圧迫が必要である。トリガーポイント診査時には、患者はかなりの痛みを訴えたり、痛そうな表情をされるこ

とが多いが、必要な診査であるので怯んではいけない（図4、5）。筋力の弱い女性は必要十分な加圧ができていないことに注意が必要であり、筆者はこの症例の経験から、正確な筋触診のために筋トレを続けている。

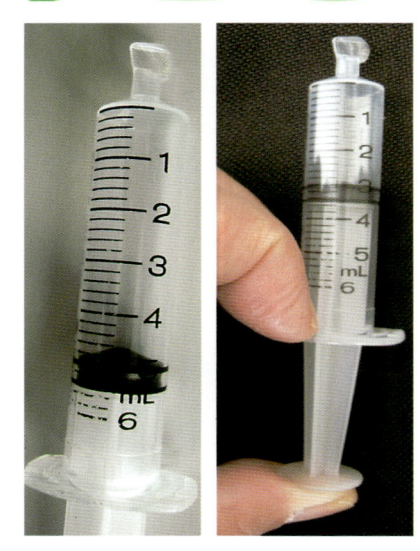

図❺　筋加圧力の確認法。簡易法として、5mL ディスポシリンジを用いる方法。まず空気を5mL 吸引した状態で先端を溶かして密封する（左）。空気を3mL 目盛まで圧縮して押したときが1kg、2mL 目盛まで押したときが2kgである（右）

2．解釈モデルすり合わせの失敗

　患者の歯痛の真の原因である咬筋の筋・筋膜性疼痛の診査において、前述のように、まさに力不足のために筋圧痛診査で歯痛を再現できなかった。このため、筋緊張緩和のためのセルフケア指導の明確な根拠がなく、方便ながら開口時の咬筋のこわばりによる開口障害を指摘し、歯科治療の障害になると話して納得されたように思えた（実際には、上顎総義歯のため、外せば治療の障害とはならない）。患者はその後も歯の異常という考えを変えることはなく、当然、再来ごとに歯の治療を要求し続けていた。解釈モデルの擦り合わせができなかったので、下顎左側ブリッジを外して嚙めなくして、咬筋の負担軽減を図った。約2ヵ月後に疼痛は消退、もうしばらく様子をみたかったが、前歯部のみで咀嚼しているために上顎総義歯の切歯乳頭部発赤が悪化してきたの

で、臼歯部で咀嚼できるようにブリッジを装着した。

　初診時と次の再診時を除いて、患者と正面対決するのを避けて、あえて筋・筋膜性歯痛をもちださずに、筋のこわばりによる開口しづらさの改善のためのセルフケアとして指導した。数回の症状再燃を認めるも、患者が諦めたためか、筋・筋膜性歯痛の理解ができたためか、X線写真撮影で歯の確認を行って説明することで、徐々に痛い部分の歯科的治療をしないことに対して、あまり大きな抵抗がなく話を聞いてくれるようになってきた。

　その後、定期健診を含めて来院のごとにセルフケアの話を繰り返した。ご主人の介護と、娘さんの看病が終わり、症状は比較的安定して経過している。

【参考文献】
1) David G. Simons, Janet G. Travell: Travell & Simons' Myofascial Pain and Dysfunction. The Trigger Point Manual volume 1, Lippincott Williams and Wilkins, 1998.

Dr. 和嶋の診断エラーを防ぐためのアドバイス

本症例のポイントは、解釈モデルである。養老孟司は『ものがわかるということ』（祥伝社）で、人づきあいにおいてお互いに「私を判っていない、誤解している」と思いがちで、誤解は誤解のままに、気づくまで放っておくのがよいと書いている。しかし、医療においてはそうはいかず、解釈モデルをいかに早く、こちらの診断にすり合わせていくかが重要である。そのためには、明確な根拠を示し、ソクラテス問答でも、動機づけでも、患者さんに誤解に気づいてもらうように誘導することが必要である。

本症例では、「歯の違和感、歯肉の腫れた感じ、ときどき噛むと痛い、じっとしているときにも歯がジワジワ痛い」などの症状から、患者は代表性バイアスで歯の痛みであるとの解釈モデルができ上がっていた。

仮説演繹法により、歯原性歯痛を疑う症状が認められないこと、筋触診により圧痛部位を見つけ、あきらかな関連痛は誘発できないが、痛みを訴える歯の周囲に違和感を誘発できたことから筋・筋膜性疼痛による痛みと最終診断した。しかし、簡単には患者の歯原性歯痛の解釈モデルをすり合わせることができず、患者はいつまでも歯科治療を望み、筋・筋膜性疼痛治療のためのセルフケアを十分に行えなかった。本症例における問題点は執筆者も挙げているように、①筋・筋膜性疼痛の診査の不確実さと、②患者の解釈モデルを変えるためのコミュニケーション能力不足の2つであろう。

筋圧痛による関連痛の誘発は、非力な歯科医師にとっては力業で、非力ゆえ筋・筋膜性歯痛を見逃している場合もあると推定できる。本症例のようにトリガーポイントからの関連痛を疑いながらも、いつもの痛みの再現という患者の誤解解消に結びつく明確な根拠が提示できない場合には、正面突破は困難である。

冒頭の養老孟司の話に戻って「誤解は誤解のままに、気づくまで放っておく」、というわけにはいかず、歯痛の訴えを傾聴、受容しながら、なぜそのように感じているのか、共通認識をもって（共感）、誤解の解消に努める必要がある。また、気づいてくれるまで筋触診を繰り返し行い、生じる関連痛を自覚してもらう、あるいは来院ごとに筋痛治療を行って成功体験から筋障害に目を向けてもらうなどの工夫も必要であろう。

究極、非力な方は筋トレするか話術を磨きたい。

Section 7 三叉神経痛を歯髄炎と間違えた症例

瀬下博嗣 *Hirotsugu SEJIMO*

新潟県・すずき歯科クリニック

〈 症例概要 〉

▶**患者**：48歳、男性（自営業）

▶**主訴**：上顎左側奥歯に、ときどきズキンと強い痛みが出るようになった（図1、2）

▶**現病歴**：以前から上顎左側奥歯にしみる、痛むなどの症状があったが、長く続かないので放置していた。最近になって、ときどきズキンとした強い痛みを感じるようになり、さらに回数が増えてきたので心配になって、受診した

▶**口腔内所見**：

●**う蝕、修復状態**：⌊7インレー修復、二次う蝕あり、他に異常なし

●**歯肉、歯周組織**：発赤、腫脹などの異常所見なし

●**上下顎智歯**：時期は不明だが 8|8 は抜歯済み。8|8 は完全水平埋伏

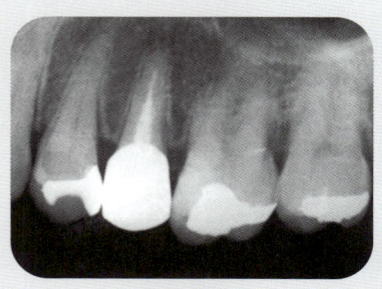

図❶　初診時のデンタルX線写真

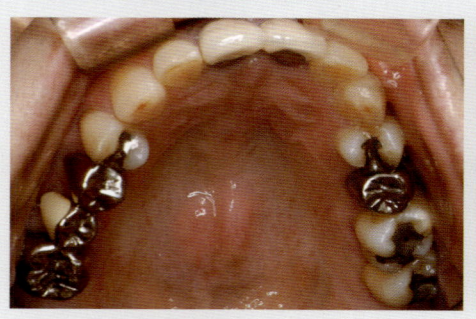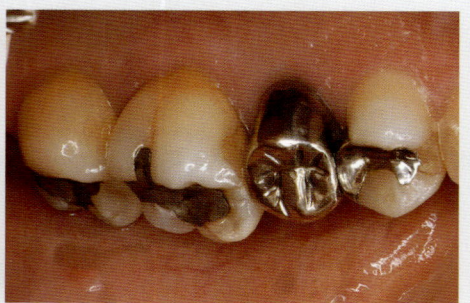

図❷　初診時の口腔内写真

パターン認識法 *Pattern Recognition Methods*

　患者の「上顎左側奥歯に、ときどきズキンと強い痛みが出るようになった」という訴えから、一般的に推定される診断名を挙げる。

①主訴、症状	②主訴、症状に対するイメージ	③気になる口腔内所見
ときどきズキンとした強い痛みが出る 痛み回数が増えている	ときどきズキンとした強い痛み→歯髄炎、う蝕、クラック 痛み回数が増えている→不可逆性歯髄炎	7 インレーに二次う蝕がある 全顎的に咬耗を認める

④思い浮かぶ診断名	⑤確認検査	⑥最終診断
7 可逆性歯髄炎、不可逆性歯髄炎	打診（違和感あり） エアー冷刺激：しみる（歯髄炎だからしみる）	7 インレーの二次う蝕による歯髄炎

処置と経過　*Treatment and progress*

　痛みの訴えと 7 に打診で違和感があり、エアー冷刺激でしみる反応があったことから歯髄炎を疑った。冷刺激検査（パルパー®）および電気診を行ったところ、7、7 に比べて閾値の変化を認めなかったが、歯髄炎と診断して、浸潤麻酔下で 7 のインレーとう蝕を除去した。また、視診にて露髄は確認できなかった。デンタルX線写真にてう蝕が歯髄に近接して

いないことを確認したため、コンポジットレジン充填を行った（図3）。

　1週間後、同様の痛みが続いていると訴えて再来した。再診査を行った結果、冷刺激検査（パルパー®）および電気診にて生活反応あり。7 にエアー冷刺激痛は誘発されず、打診なし（違和感消失）の結果から、7 歯髄炎の可能性はなしと判断した。

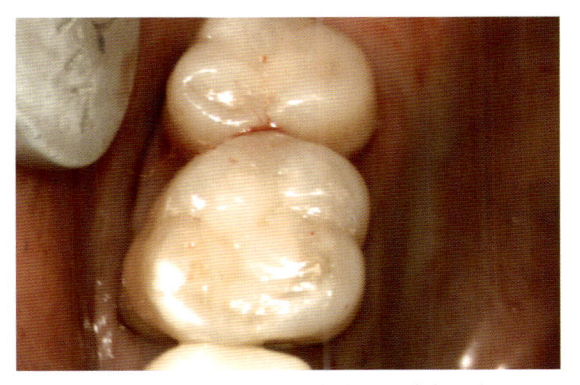

図❸　コンポジットレジン充填後の口腔内写真

仮説演繹法　*Hypothetico-deductive method*

　仮説演繹法で鑑別診断をどのように進めたかを示す。
①歯原性歯痛はないか、左側の上下顎すべての歯を

調べる。
②非歯原性歯痛疾患を挙げる。

ステップ❶ 主訴、症状		ステップ❷ 鑑別診断想起		ステップ❸ 確認		予備診断結果
	医学用語に置換：	これだろうと思う疾患から、見逃してはならない疾患、心因性も考慮する		鑑別診断の確認作業、検査・問診、鑑別診断ごとに検査する		
1ヵ月前から、ときどきズキンとした強い痛みが出る 痛み回数が増えている	急性痛 間欠痛 増悪	見逃してはならない疾患	脳腫瘍	12脳神経診査 画像検査	感覚障害異常なし 画像検査異常なし	×
			顎骨骨髄炎			×
			上顎洞悪性腫瘍			×
		この症状で一般的な疾患	非歯原性歯痛 　急性上顎洞炎 　三叉神経痛 　神経障害性疼痛	上顎洞診査 疼痛性状確認 感覚検査	上顎洞異常なし 疼痛持続時間（数十秒）が短い 感覚異常なし	×
						△
						×
		この例はこの疾患の可能性	歯原性歯痛 　歯髄炎 　辺縁性歯周組織炎	上下顎左側の全歯の精査 局所誘発刺激 画像検査 歯周組織検査	上顎左側⌐7：打診軽度、エアー冷刺激なし 他の歯にはう蝕、歯周疾患等異常なし、打診痛なし 画像異常所見なし	△
						×
		他に考えられる疾患	帯状疱疹	口腔内、皮膚の確認 感覚障害の確認 痛み性状確認	発赤、疱疹、感覚異常なし 持続時間等が異なる	×
			口内炎			×
			三叉神経・自律神経性頭痛（TACs）			×
		心因性	不安障害 身体症状症	医療面接	症状の訴えに違和感なし 一貫性があり、論理的	×

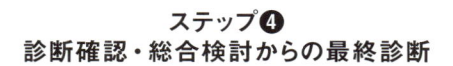

ステップ❹
診断確認・総合検討からの最終診断

仮説演繹法のステップ❸で可能性があるとされた、7歯髄炎および三叉神経痛の可能性について再精査した。

1. X線写真所見として、すべての歯の歯冠、根尖、および歯槽骨に異常像を認めない。
2. 全歯に冷刺激検査（パルパー®）、電気診を行った結果、すべて生活反応を示す。7|6 7 に閾値の差異を認めず。
3. 上下顎左側のすべての歯に局所誘発刺激（打診痛、冷・温刺激）を繰り返し行った結果、7に弱いがあきらかに他歯とは異なる反応

が認められた。
4. 局所誘発刺激を繰り返している間に、7に弱い痛みが誘発された。
5. 弱い痛みに続いて、うずくまるほどの強い痛みが1分ほど持続した。これが、いつも感じる痛みだということであった。
6. この結果から、三叉神経痛を疑い、総合病院に頭部MRI撮影を依頼。三叉神経根の圧迫を認めるとの報告を得た。典型的三叉神経痛と診断して、カルバマゼピン100mgを投与したところ、翌日に痛み発作が消失した。

最終診断：左側第2枝典型的三叉神経痛

パターン認識法で診断エラーが生じた理由 *Why did the error occur?*

1．関与した認知バイアス

①患者が上顎が痛いと訴えたので、上顎の歯痛と考えてしまった（アンカリング、固着性バイアス）。

②エアーで歯がしみる、自発痛の訴えから歯髄炎を想起した（代表性バイアス）。

③痛いと訴えた歯が二次う蝕になっていたので、この歯が痛みの原因だと思った（利用可能バイアス）。

④打診（違和感）があり、エアー冷刺激でしみたことから歯髄炎を確信した（確認バイアス）。

⑤7に反応があったので、いつもの痛みかどうかを確認しなかった（確証バイアス）。

2．認知バイアスが入り込みやすかった状況（劣診断状況）

患者が上顎の歯が痛いと訴えて、患者が示した歯

にはインレーが装着されており、辺縁に二次う蝕が認められた。さらに打診（違和感）があり、エアー冷刺激でしみるという症状から、患者の訴える「ときどきズキンとした強い痛み」がどの程度の強さなのか確認しないままに、歯髄炎を想起していた。

三叉神経痛を診断するのは初めてであったため、患者の訴えていた「ズキンとした強い痛み」がうずくまるほどの強い痛み発作であることは想像できず、目の前で疼痛発作が起こるまで、三叉神経痛はまったく想起できていなかった。

　本症例は歯が痛いという訴えから、パターン認識法で直感的に歯髄炎を疑ったが、診査を繰り返していくなかで、歯髄炎の痛みと合致しない所見が多いことがわかり、歯髄炎ではない可能性があると考えた。

　そこで仮説演繹法を用い、可能性のある鑑別診断を挙げて診査したことにより、正しい診断を導けた。認知バイアスが入り込んだ歯髄炎の診断のまま、症状との矛盾を無視して治療を進めれば、抜髄を選択していた可能性もあった。また、仮説演繹法で鑑別診断として三叉神経痛を想起していなければ、目の前で痛くてうずくまる様子を見ても歯髄炎による強い痛みと考え、また、どうしても歯髄炎の痛みを取り除きたいという焦りもバイアスとなって、抜髄していたかもしれない。

　本症例を振り返ってみて、診断エラーにより患者に大きな損失を与える可能性があった。自分の経験不足を反省するとともに、診断に迷った場合は仮説演繹法で診断を導くことの必要性を痛感した。

Dr. 和嶋の診断エラーを防ぐためのアドバイス

三叉神経痛の診断経験のない歯科医師の描くイメージは、「激烈な電撃様の疼痛を呈する、極めて特徴的な発作痛」である。そのような特徴的な痛みなので、来院したらすぐに診断できると思っているのではないだろうか。ところが本症例のように、チェアー上でうずくまるほどの極めて特徴的な「激烈な電撃様の発作痛」を目の前で呈してくれる患者は非常に稀である。しかし、三叉神経痛を想起していなければ、診査中に患者がチェアー上でうずくまって痛がったときには劣状況となってしまい、パターン認識法で歯髄炎と診断し、抜髄していたであろう。さらに、特徴的な強い痛みであるにもかかわらず、患者が「私の痛みは激烈な電撃様の発作痛です」と訴えることもないため、三叉神経痛の診断は非常に難しい。どのようにして三叉神経痛を正しく診断する糸口を探すのか。

本症例では、三叉神経痛診断の参考になる記載が多数みられる。「奥歯がしみる」、「ときどきズキンとした強い痛み」という訴えがあった。この「しみる」は「じわーっとしみる」ではなく、「冷水でないのにツーンとしみる感じ」、「歯に走るような痛み」、「鋭い切れた

ような痛み」という一瞬の鋭い痛み感覚だったのではないか、また、ズキンとした強い痛みの「強い」とは、食事や会話などの動作中に一瞬動作が止まるほどの激痛だったのではないかとクローズ質問することにより、痛みの正体に近づくことができる。また、一回目のエアー冷刺激・打診などの局所刺激に反応するが、同じ刺激でも二回目には反応しなくなる、これも三叉神経痛の特徴の1つである、不応期の表れである。

クローズ質問の続きとして、歯ブラシが決まった部位に触ったときに痛みが出ることでトリガーゾーンを確認し、一回目は痛みが出て、それが収まった後すぐに刺激しても二回目には痛みは出ないという不応期があることを確認することで三叉神経痛を診断できる。なお、三叉神経痛は3つの病態、1）血管圧迫による「典型的三叉神経痛」、2）脳腫瘍等の占拠物による「二次性三叉神経痛」、3）原因が不明な「特発性三叉神経痛」に分類されていて、いずれの病態ともカルバマゼピンに反応するが、予後を考慮して早期にMRI等にて病態を確定して治療する必要がある。

Section 8 三叉神経痛を帯状疱疹後神経痛、歯髄炎と間違えた症例

西須大徳 *Hironori SAISU*
愛知医科大学　疼痛緩和外科・いたみセンター／運動療育センター

⟨ 症例概要 ⟩

▶**患者**：50代、男性

▶**主訴**：左上下歯肉の弱い痛みとときどきの激痛

▶**現病歴**：10年前より弱い痛みがときどきあり、2年前から突発的に激痛が生じるようになった。口腔外科を受診し、三叉神経痛の疑いでカルバマゼピン200mgを処方されたが無効であった。神経内科にて診査したが、MRI画像に異常はなく、三叉神経痛は否定された。神経障害性疼痛を疑い、プレガバリン50mgを処方されるも効果なく、精査のため当科を紹介された

▶**現症**：痛みは、①1分程度〜数時間続く虫が這ったような中等度の痛み、②数時間続く突き抜けるような激痛、③1〜2分の目の周りのチカチカした弱い痛みと、さまざまに表現される。

睡眠障害、会話困難もあった。②の際には（両目から）涙が出るほどの痛みとの訴えもあった

▶**口腔外所見**：筋触診で痛みなし。12脳神経検査は左側三叉神経第2枝領域に、アロディニア（触れるだけで生じる軽度の痛み）を認めた

▶**口腔内所見**：定性感覚検査により、上顎左側頬側・口蓋側歯肉に触覚・痛覚鈍麻を認めた。また、|6口蓋歯肉に円形の発赤を認めた。その他、歯・歯肉・粘膜などに異常所見は認めなかった

▶**画像所見**：パノラマX線写真（図1）、MRI画像（図2）で三叉神経根の血管圧迫あり。その他の異常所見なし

▶**心理社会的所見**：生活上の問題なく、心理検査は正常、会話の印象も心理社会的異常を感じない

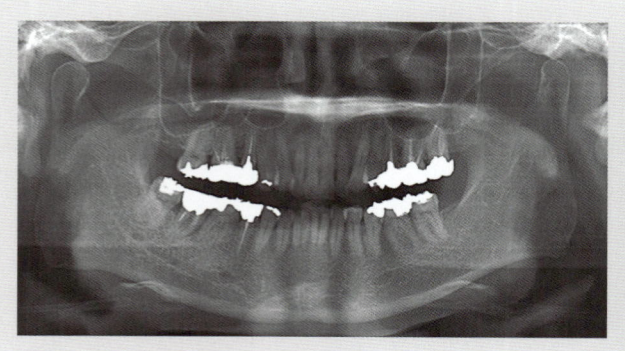

図❶　初診時のパノラマX線写真

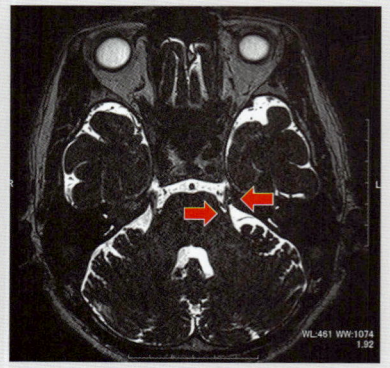

図❷　初診時のMRI画像。左側三叉神経近傍には複数の血管を疑う陰影が見られ、両側からの圧迫が疑われる（赤矢印）。その他、あきらかな占拠性病変などを認めない

患者の「左上下歯肉の弱い痛みときどきの激痛」という訴えから、一般的に推定される診断名を挙げる。

①主訴、症状	②主訴、症状に対するイメージ	③気になる口腔内所見
1分程度〜数時間続く虫が這ったような中等度の痛み 数時間続く突き抜けるような激痛、両目からの涙 1〜2分の目の周りのチカチカした弱い痛み	数時間持続、虫が這うような感じ、中等度の痛み 数時間持続する激痛 眼窩周囲の短時間の弱い痛み →すべて同じ原因か、重複しているのか	数時間の持続性激痛、流涙？ 神経内科で三叉神経痛否定 カルバマゼピン無効 プレガバリン無効
④思い浮かぶ診断名	⑤確認検査	⑥最終診断
帯状疱疹後神経痛 三叉神経・自律神経性頭痛（群発頭痛） 心因性 痛覚変調性疼痛	画像検査：すでにMRIにて頭蓋内に異常なし 12脳神経検査：左側三叉神経第2枝領域に、アロディニア。帯状疱疹ウイルス抗体価の軽度上昇 筋触診：痛みの誘発なし 歯・歯肉：⌐6 口蓋歯肉の粘膜所見 医療面接：会話は論理的、異常は認めない	帯状疱疹後神経痛

治療経過　*Treatment progress*

帯状疱疹後神経痛と診断し、プレガバリンの処方を行った。しかし、200mg/日に増量しても、痛みの緩和は得られなかった。他の神経障害性疼痛治療の標準薬であるデュロキセチンとアミトリプチリンを併用したが、鎮痛効果は得られなかった。

その後に症状が悪化したため、改めて口腔内を診査した。3⌐切端部を擦過することで持続痛が誘発され、根尖部に浸潤麻酔をすると完全緩解した。歯科用コーンビームCTであきらかな病変を認めないことから、マイクロクラックによる慢性歯髄炎と断定して抜髄した。しかし、まったく症状改善が得られなかった。

この時点で改めて、仮説演繹法によって診断し直すこととした。

仮説演繹法　*Hypothetico-deductive method*

1. 仮説演繹法で精査

本症例における仮説演繹法のアプローチを示す。
①歯原性疾患のため、詳細に歯や歯周組織を調べる。
②非歯原性疼痛疾患として、筋・筋膜性疼痛、帯状疱疹後神経痛、三叉神経痛、三叉神経・自律神経性頭痛（群発頭痛）、精神疾患に伴う疼痛が挙げられる。

ステップ❶ 主訴、症状		ステップ❷ 鑑別診断想起		ステップ❸ 確認		予備診断結果
	医学用語に置換:	これだろうと思う疾患から、見逃してはならない疾患、心因性も考慮する		鑑別診断の確認作業、検査・問診、鑑別診断ごとに検査する		
		見逃してはならない疾患	二次性三叉神経痛（腫瘍などの占拠性病変）	12脳神経診察 MRI	左側三叉神経第2枝領域に、アロディニア 三叉神経領域以外、異常なし 神経内科で撮像MRI：占拠性病変などの異常なし	×
①10年前から弱い痛み	①慢性疼痛		三叉神経・自律神経性頭痛（TACs）	痛み性状（持続時間、強度など） 自律神経症状	群発頭痛は否定的、その他、典型的に当てはまるものはなし 流涙は両側、その他の症状（鼻、目、汗など）なし	△
②2年前から突発的激痛	②慢性発作痛	この症状で一般的な疾患 この例はこの疾患の可能性	持続痛を伴う典型的三叉神経痛 および 典型的三叉神経痛、純粋発作性	痛み性状（持続時間、強度など）	持続痛と発作痛あり。発作痛を詳細に聞くと、1分程度の発作痛が数時間の間、繰り返し生じる	△
③虫が這ったような1分程度〜数時間続く中等度の痛み	③幻歯痛・妄想様、短〜中時間、中等度			カルバマゼピンの効果	カルバマゼピン200mgで効果なし	
④突然、突き抜けるような数時間続く激痛で涙も出る	④刺痛、数時間、強い、流涙			トリガーゾーン	診察中、誘発なし	
				三叉神経の神経診察	頬部アロディニア、上顎左側歯肉の感覚鈍麻	
⑤目の周りがチカチカ・チクチクするような1〜2分程度の弱い痛み	⑤眼痛、刺痛、短時間、弱い			MRI	三叉神経根部で神経血管圧迫の可能性あり	
			筋・筋膜性歯痛	筋触診	圧痛あるも、いつもの痛みなし	×
		他に考えられる疾患	帯状疱疹後神経痛	三叉神経の感覚検査	頬部アロディニア、上顎左側歯肉の感覚鈍麻 粘膜疹?あり	△
				経過や口腔内所見	以前の治療：プレガバリン他の薬物療法無効	
			歯原性歯痛	臨床症状	各種歯・歯肉検査で異常なし	×
				画像	歯原性を疑う病変なし	
		心因性	身体症状症	心理検査「虫が這うような」という表現に対する追加の質問	正常「虫が這ったような」はあくまで比喩表現との返答	×
				心理社会背景	医療面接レベルで問題なし	

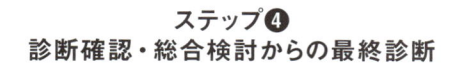

ステップ❹
診断確認・総合検討からの最終診断

1. 鑑別疾患確認作業①：鑑別のための問診、検査

1）痛みの詳細を聞いた結果、数時間続く激痛と訴えていた痛みは、30秒から1分持続する痛み発作が断続的に数時間続くとのことであった（三叉神経痛の可能性）。

2）左側三叉神経第2枝領域にアロディニアを認め、上顎左側歯肉の感覚鈍麻を認める（神経障害性疼痛の可能性）。

3）MRI検査は、すでに神経内科で実施しており、とくに異常を認めず。詳細にみると、三叉神経根部での血管圧迫を認める（三叉神経痛の可能性）。

4）12脳神経診察で、上記三叉神経以外に異常を認めず。

5）自律神経症状として両側の流涙（群発頭痛は否定的であるが他のTACsの可能性）。

6）発作痛を誘発するトリガーゾーンなし。

7）筋触診でいつもの痛みは誘発されない。

8）口腔内診察で歯・歯周組織検査（画像検査、歯髄反応、歯周ポケット検査など）による異常は認められず。

9）心理検査、医療面接で正常範囲内、痛みの訴えも奇異ではなかった。

　これらの結果から、TACs、純粋発作または持続痛を伴う典型的三叉神経痛、帯状疱疹後神経痛の可能性が残った。

2. 鑑別疾患確認作業②：可能性の残った鑑別診断について侵襲度の低い順に、鑑別のための問診、検査

1）群発頭痛以外のTACsを鑑別するため、インドメタシンを処方して診断的治療を行うも奏効せず。疼痛時の流涙などの自律神経症状がないことが再確認され、TACsは棄却された。

2）初期仮説として診断治療したが棄却された帯状疱疹後神経痛を、疼痛部にアロディニアがあることから、再度可能性を疑い、プレガバリンを可能なかぎり増量して効果を確認した。200mgでめまい、傾眠の副作用が生じたが、効果は認めなかった。症状から帯状疱疹後神経痛は完全に除外できないので、この時点では保留とした。

3）疼痛発作時、眼窩下孔部分において眼窩下神経に診断的麻酔をしたところ、発作性疼痛の重積が止まり、持続痛も消失した。この時点で持続痛を伴う典型的三叉神経痛を疑い、診断的治療として、カルバマゼピンを投与した。漸増したところ500mgで効果を示し、発作痛、持続痛が消失した。

▼ステップ❹　2. 鑑別疾患確認作業②：可能性の残った鑑別診断をさらに検討

残った鑑別診断	鑑別疾患確認作業②	結果および判定
三叉神経・自律神経性頭痛（TACs）	インドメタシン投与→疼痛時の自律神経症状を確認	経口インドメタシン150〜225mg相当量を投与したが反応せず、また、疼痛時の流涙等の自律神経症状がないことが再確認され、棄却
帯状疱疹後神経痛	プレガバリンによる再治療	当該部にアロディニアがあることから可能性があったが、すでに標準薬にて効果がなかったことから、否定的ではあるが症状から保留とした
持続痛を伴う典型的三叉神経痛	• 発作性疼痛時の診断的麻酔• カルバマゼピンによる診断的治療	眼窩下神経の診断的局所麻酔により、発作痛が止まり、持続痛も消失した。MRIで血管の圧迫像もあることから持続痛を伴う典型的三叉神経痛の疑いが高まった
典型的三叉神経痛、純粋発作性		

最終診断：「持続痛を伴う左側三叉神経痛（第2枝領域）」とした場合、他の症状に矛盾はなく、すべての症状を説明できて、整合性があると判断されたので最終診断とした

1. 関与した認知バイアス

本疾患において、パターン認識法による初期仮説に従って治療を行っても効果が得られないことから、複数回にわたってパターン認識法を繰り返したことがいちばんの問題であった。そのもととなった認知バイアスを以下に挙げる。

1) 1st Step：初期段階で三叉神経痛の否定

①専門医の判断に無条件に従う前医診断の過剰信頼（Overconfidence Bias）

神経内科医が否定していることから三叉神経痛を軽視した。

2) 2nd Step：もっともらしい帯状疱疹後神経痛を重視

①典型的な所見に誘導される（代表性バイアス）

アロディニアや知覚鈍麻といった、神経症状が見られた。

3) Final Step：三叉神経痛を否定したことで、診断が迷走し不可逆性処置へ

①最初の考えに固執する（アンカリングバイアス）

最初の段階で三叉神経痛を否定したため、それ以外の診断を探した。

②疑った疾患の可能性を高める所見に注目し、他を無視する（確証バイアス）

|3|を刺激して痛みが生じ、診断的麻酔で痛みが止まったことから歯髄炎を疑い、他を考えなかった。

2. 劣診断状況

複数の専門科が同時にかかわっていたために、他科の診断に批判的思考が働きにくい状況で、他科の診断、治療結果を信じ込んだことがいちばんの問題であった。さらには、激しい発作痛に持続痛を伴っていたことから、（実行バイアス）が働き、早く治してあげたいという義務感から不可逆的処置（抜髄）へと進んでしまった。

症例省察 *Case Reflection*

本症例は、三叉神経痛としては非典型的であるとともに、患者の数時間続く激痛という訴えにより三叉神経痛を早期に否定してしまい、最終診断に至るまでに非常に複雑な経過を辿ってしまった。

本症例のように複雑な症状を呈する症例において、パターン認識法により単一の初期仮説を想起して、その治療に進み、効果がないことから再評価するという手順は、状況によっては不可逆的な治療を強いられる場合もある。

仮説演繹法は診断までに時間を要することもあることから、一刻も早く患者の痛みを取りたい治療者からすると、もどかしさを感じるかもしれない。しかし、本症例のように、診断に迷いが出るような複雑な症例では、状況を整理し、認知バイアスを減らせる仮説演繹法が、結果的に患者のためになると考えられる。

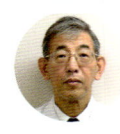

Dr. 和嶋の診断エラーを防ぐためのアドバイス

　本症例の患者の訴えは複雑で、①1分程度〜数時間続く虫が這ったような中等度の痛み、②数時間続く突き抜けるような激痛、両目からの涙、③1〜2分の目の周りのチカチカした弱い痛み、であった。痛みの性状のなかで、痛みの強さはもっぱら自覚的であるが、持続時間は比較的客観的であり、痛みの疾患によって持続時間が特有であることから診断に有用な情報である。そこで痛み診査では、発作痛なのか持続痛なのか、それに加えて持続時間を確認する。たとえば「発作性の激痛」からは三叉神経痛が第一に想起されるが、仮説演繹法においても、「数時間続く、突き抜けるような激痛」という訴えをSQ（「症状、訴えを普遍的な医学用語に置き換えたもの」のこと）によって、突き抜ける激痛、数時間持続とすると、三叉神経痛の持続時間は長くても2分以内という条件によって除外されることとなる。

　今回の症例では、神経内科にて三叉神経痛が疑われ、カルバマゼピンが処方されたが無効であったことから否定されているという情報によって、前医や指導医の意見に無条件に従ってしまうというモメンタムバイアス、前医診断の過剰信頼（Overconfidence Bias）が作用しているなかでの診断であった。仮説演繹法で、激痛というSQから三叉神経痛が想起され、クローズ質問の持続時間確認で、数時間持続するわけでは無く、1分程度の発作痛が断続的に数時間続いていたことがわかり、三叉神経痛の疑いが強まった。三叉神経痛は、激痛のあまり本症例の様に痛みが数時間続くと表現されることがあり、診断エラーにつながっている。

　回避策として、痛みの強さの時間経過を二次元VAS（紙に縦軸100、横軸に持続時間を記入の表に、痛みの発作開始時から経過を連続線で記入してもらう）で描記してもらうと、患者の感じる痛みの変化が口頭で詳細に表現できない部分を含めて把握でき、三叉神経痛に限らず発作性、持続性とも痛みの強さの時間的変動の把握に有用である（**図3**）。

　本症例では、激痛発作と弱い持続性疼痛があることが把握でき、患者の訴えが持続痛を伴う三叉神経痛ということで理解できた。

　診断エラーはパターン認識法だけでなく、仮説演繹法でも、SQはじめ多くのステップで認知バイアスが介入して生じる可能性があり、痛みの性状の把握のために詳細な問診が必要である。

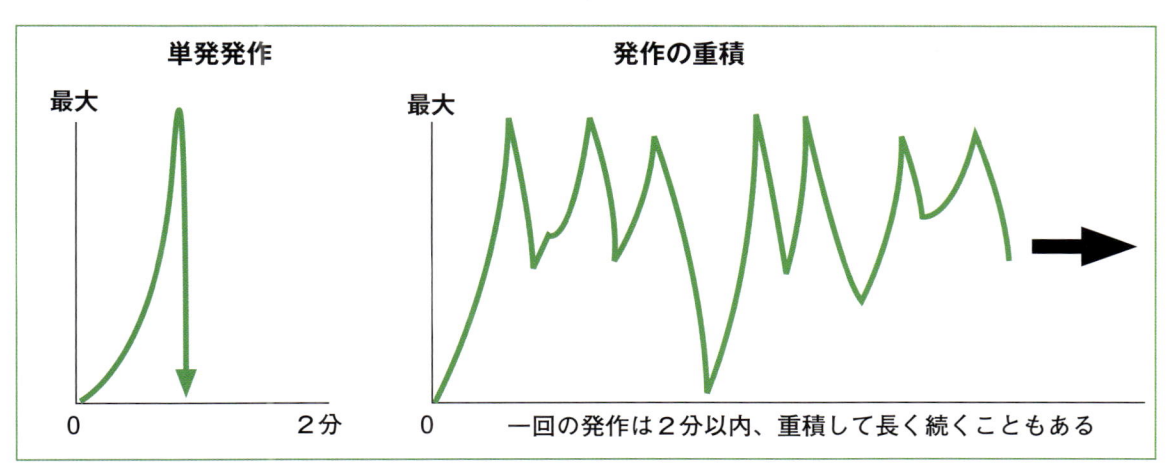

図❸　三叉神経痛発作の強さと時間経過の二次元VAS表示

下顎大臼歯部の急性炎症症状が強く、帯状疱疹の併発を見逃した症例

木津真庭 *Maniwa KIZU*

北海道・鷹栖歯科・口腔外科

< 症例概要 >

▶**患者**：81歳、男性

▶**主訴**：下顎左側の奥歯が痛く、歯ぐきが腫れている。左頰、顎、唇にも痛みがある。頰が腫れて口が開きにくい。耳の中から膿が出てきた

▶**現病歴**：数日前から下顎左側大臼歯部に痛みと腫脹を感じていた。昨夜から痛みが増悪し、左頰部、下顎、下唇に痛みが出て、頰部の腫れにより口が開きづらくなってきた。加えて、耳の中から膿が出てきたため来院

▶**既往歴**：1年前に進行性核上性麻痺を発症

▶**口腔外所見**：

●左耳下部〜頰部、下顎、オトガイ部、下唇にかけて、びまん性腫脹と発赤が認められる。開口障害（自力最大開口量35mm）、左耳珠部に発赤、滲出液を認める

▶**口腔内所見**：

●7┃近遠心および頰舌的に動揺あり、打診痛（++）あり、7┃から8┃（水平半埋伏、C3）にかけて、歯肉腫脹（++）、発赤（++）を認める。7┃遠心歯肉縁から排膿を認める

●7┃は頰舌的に動揺あり。打診痛なし。口蓋側歯肉腫脹あり（歯肉にびらん形成あり）

▶**X線所見**（図1）：

●7┃（水平性、垂直性骨吸収像：++）、8┃歯冠近心周囲の骨吸収像、7┃近心根に沿って根尖に至る垂直性骨吸収像を認める。また、左茎状突起過長を認める

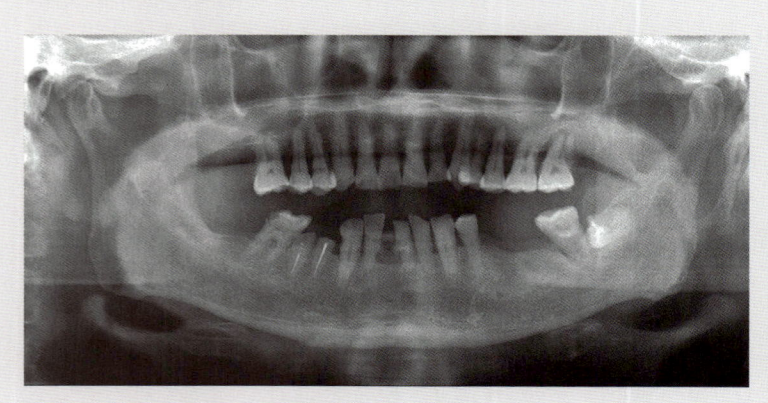

図❶　初診時のパノラマX線写真

パターン認識法 *Pattern Recognition Methods*

　患者の「下顎左側の奥歯が痛く、歯ぐきが腫れている。左頬、顎、唇にも痛みがある。頬が腫れて口が開きにくい。耳の中から膿が出てきた」という訴えから、一般的に推定される診断名を挙げる。

①主訴、症状	②主訴、症状に対するイメージ	③気になる口腔内所見
1：下顎左側の奥歯が痛く、歯ぐきが腫れている 2：左頬、下顎、オトガイ部、下唇にも痛みがある。頬が腫れて口が開きにくい 3：耳の中から膿が出てきた	1、2：急性辺縁性歯周炎、智歯周囲炎による開口障害 3：耳から膿とのことで外耳炎などの耳鼻科領域疾患	7̄→口蓋側歯肉の腫脹とびらん 左耳珠部に発赤、滲出液を認める。痛みの範囲が広いので帯状疱疹の可能性もあるが、顔面に典型的な水疱は認められない
④思い浮かぶ診断名	⑤確認検査	⑥最終診断
7̄→急性辺縁性歯周組織炎 8̄→智歯周囲炎、急性根尖性歯周組織炎 左側三叉神経第2、3枝帯状疱疹の可能性？	下顎左側大臼歯部の歯肉腫脹部に刺激痛あり、いつもの痛みが出る（辺縁性歯周組織炎、智歯周囲炎） 7̄打診痛あり（急性辺縁性歯周炎だから打診が出る） 8̄部歯肉を圧迫すると痛みがあり、7̄遠心部から排膿がある（智歯周囲炎） 外耳道滲出液が認められ、耳珠部に発赤を認める	7̄辺縁性歯周組織炎の急性化と8̄智歯周囲炎の併発 耳疾患について耳鼻科依頼

処置と経過 *Progress and treatment*

　下顎左側歯性感染性急性炎症の治療として抗菌薬、消炎鎮痛剤を投与した。耳の症状に関して、当日に耳鼻科受診を患者に指示した。

仮説演繹法 *Hypothetico-deductive method*

　仮説演繹法で鑑別診断をどのように進めたかを示す。

① RED FLAGs（医療においては「見逃してはいけない疾患を示唆する徴候や症状」を意味する）を除外診断する

②他部位の歯原性歯痛はないか、再度すべての歯を調べる

③非歯原性疼痛疾患を挙げる（筋・筋膜性歯痛、神経障害性疼痛、口内炎、帯状疱疹など）

ステップ❶ 主訴、症状		ステップ❷ 鑑別診断想起		ステップ❸ 確認		予備診断結果
	医学用語に置換:	これだろうと思う疾患から、見逃してはならない疾患、心因性も考慮する		鑑別診断の確認作業、検査・問診、鑑別診断ごとに検査する		
下顎左側の奥歯が痛い	発痛、歯肉腫脹	見逃してはならない疾患	脳腫瘍	12 脳神経診査（未実施）画像検査血液検査	感覚障害不明	?
			下顎骨骨髄炎		パノラマX線画像検査異常なし	×
左頬、下顎、オトガイ部、下唇にも痛みがある。頬が腫れて口が開きにくい	左頬部、下顎部、下唇腫脹開口障害		下顎骨悪性腫瘍		耳下腺腫瘍に対しては、検査未施行	×
			耳下腺腫瘍			?
		この症状で一般的な疾患	顎関節症 非歯原性歯痛 筋・筋膜性歯痛	顎関節痛誘発試験 筋圧痛	精査未実施	?
						?
		この例はこの疾患の可能性	歯原性歯痛 ⌐7歯髄炎、辺縁性歯周組織炎 ⌐8智歯周囲炎	上顎下顎左側の全歯の再精査、局所誘発刺激画像検査歯周組織検査	⌐7打診痛（++）、⌐8（水平半埋伏、C3）歯肉発赤、腫脹（++）	○
					⌐7遠心歯肉縁から排膿を認める。歯髄のVitalは確認できず	○
耳の中から膿が出てきた	耳部滲出液、排膿		⌐7辺縁性歯周組織炎		⌐7頬舌的に動揺（+）、打診痛（－）。口蓋側歯肉腫脹（+）（歯肉表面にびらん形成+）	△
		他に考えられる疾患	帯状疱疹	口腔内外定性感覚検査（未実施）感覚検査耳鼻科依頼	左耳珠部に発赤を認める	△
			外耳道炎		⌐7口蓋側歯肉腫脹、びらん形成感覚検査（未確認）	?
			中耳炎			?
		心因性	不安障害 身体症状症	医療面接	症状の訴えに一貫性があり、論理的	×

検査未実施の理由は P.103参照

　下顎左側大臼歯部の歯肉の発赤、腫脹が顕著で、これらの症状はパターン認識法の結果と同様に、「7 辺縁性歯周組織炎および「8 智歯周囲炎のいずれかによる急性感染症状と考えられた。

　口腔外の痛み、腫脹もこの２つが原因と考えられた。また、頬部腫脹のため顎関節症の精査はできなかったが、開口障害は炎症が咬筋に波及したためと考えた。

　耳鼻科受診の結果、耳には異常が認められず、皮膚科に依頼された。皮膚科診察の結果、帯状疱疹の診断のもとに抗ウイルス薬の投与が開始されたとの報告を受けた。

　後日の連絡にて、口腔内外の消炎状態は良好のため、改めて患歯の抜歯を予約した。

最終診断：「7 辺縁性歯周炎急発、「8 智歯周囲炎、左側三叉神経第２、３枝帯状疱疹の併発

パターン認識法で診断エラーが生じた理由 *Why did the error occur?*

１．関与した認知バイアス

①患者が左下奥歯と歯肉が痛いと訴えたので、下顎の歯原性の痛みと考えてしまった（アンカリング、固着性バイアス）。

②下顎左側の奥歯が痛い、歯肉が腫れているとの訴えから、歯性感染症を想起した（代表性バイアス）。

③痛みを訴えた歯の動揺、打診痛、周囲歯肉腫脹、Ｘ線写真所見から、この歯が原因歯であり、頬部や下顎の腫脹も、感染による炎症波及と考えた（利用可能バイアス）。

④開口障害は頬部や顎への炎症波及によると考えた（確認バイアス）。

⑤耳の中から膿が出てきたという訴えに対して、左耳珠付近皮膚に発赤と滲出液が認められたが、水疱、びらん、痂皮形成は認められなかったので帯状疱疹を検討することなく、耳鼻科依頼することとした（確証バイアス）。

２．認知バイアスが入り込みやすかった状況（劣診断状況）

　患者は下顎左側臼歯と歯肉の腫れと痛みを訴え、「7 には辺縁性歯周組織炎が進行し、動揺、歯肉腫脹、打診痛が認められた。また、「8 が半埋伏で歯肉腫脹、排膿も認められた。この状況から頬部、下顎全体の腫脹に加え開口障害が生じているのは、「7 辺縁性歯周組織炎と「8 智歯周囲炎の波及によると考えた。

　患者の「この歯と歯肉が腫れて痛い」という訴えがはっきりしており、局所診査でもその部位の異常を裏づける所見があったために、「感染性炎症症状をいち早く緩和してあげたい！」という想いと、予約外受診で十分な診察時間も取れなかったために、消炎処置として抗菌薬、消炎鎮痛剤投与を最優先して、耳鼻科受診を指示した。

　この診断過程のなかで、「疼痛と腫脹が下唇まで及ぶものか？」、「自覚症状はないものの、「7 口蓋側の歯肉腫脹とびらん形成の原因は？」という疑問と、帯状疱疹ではないかという想起もあった。当時は口腔顔面痛の研修を始める前であり、帯状疱疹の一般的な知識はもっていたが、口腔顔面痛学的な見方（前駆症状の確認、痛みの構造化問診、12脳神経検査、感覚検査など）をもち合わせていなかったため、いくつかの認知バイアスに押し切られた。

本症例の主症状のうち「下顎左側の奥歯が痛く、歯ぐきが腫れている。左頬、下顎、腫れが出てきて口が開きにくい」に対する診断は適切であったと考える。しかし、「左下唇、オトガイ部にも痛み、耳の中から膿が出てきた」という訴えに対しては、診断が及んでいなかった。

耳鼻科を受診した結果、当日中に皮膚科に再依頼されて帯状疱疹に対する治療が開始された。パターン認識法に認知バイアスが入り込み、結果として「帯状疱疹」を見逃した。口腔顔面痛の研鑽を始め、臨床推論による診断能力が向上した認定医の現在であれば、正しく鑑別診断し、適切な対応ができたと思うと汗顔の至りではあるが、ヒューリスティックス、認知バイアスを可及的に少なくし、スイスチーズモデル（リスク管理において、視点の異なる安全対策を何重にも組み合わせることで、リスクを軽減できるという考え方のこと。英国の心理学者ジェームズ・リーズン氏が提唱）のように思考プラスαの回路をつねにもち合わせ、臨床推論能力の向上に努めていきたい。参考として、耳周囲の神経支配について**図2**に提示する

【参考文献】
1）Justin M. DeLange, Ivan Garza, Carrie E Robertson: Clinical Reasoning: A 50-year-old woman with deep stabbing ear pain, Neurology, 83(16): e152-157, 2014.

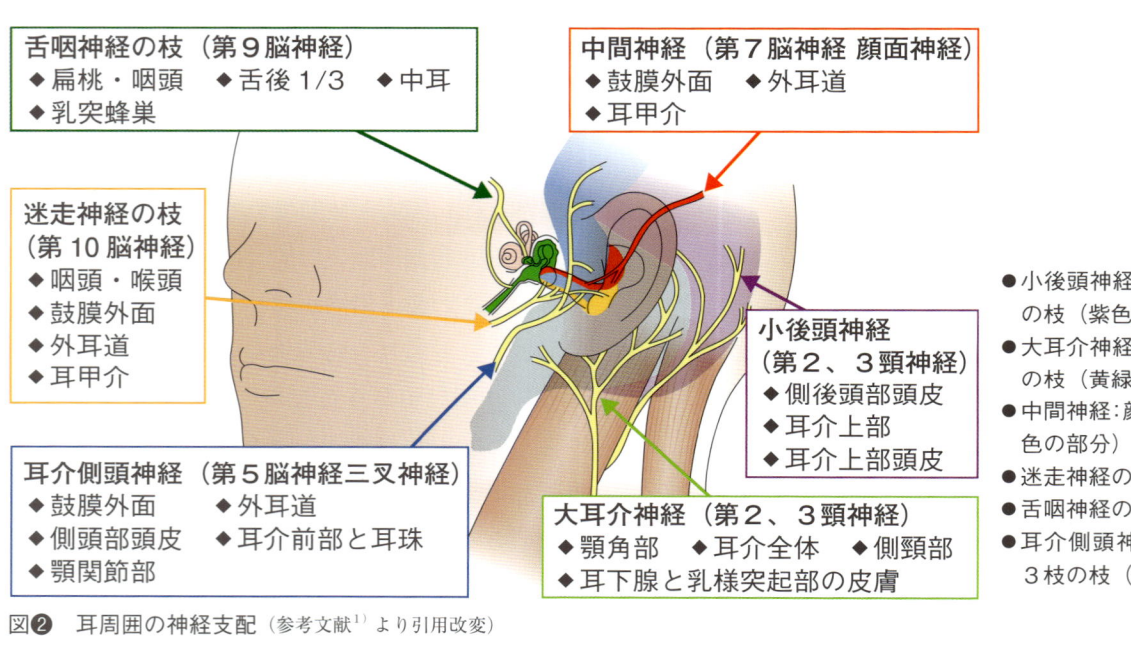

舌咽神経の枝（第9脳神経）
◆扁桃・咽頭　◆舌後1/3　◆中耳
◆乳突蜂巣

中間神経（第7脳神経 顔面神経）
◆鼓膜外面　◆外耳道
◆耳甲介

迷走神経の枝（第10脳神経）
◆咽頭・喉頭
◆鼓膜外面
◆外耳道
◆耳甲介

耳介側頭神経（第5脳神経三叉神経）
◆鼓膜外面　　◆外耳道
◆側頭部頭皮　◆耳介前部と耳珠
◆顎関節部

小後頭神経（第2、3頸神経）
◆側後頭部頭皮
◆耳介上部
◆耳介上部頭皮

大耳介神経（第2、3頸神経）
◆顎角部　◆耳介全体　◆側頸部
◆耳下腺と乳様突起部の皮膚

● 小後頭神経：第2、3頸神経の枝（紫色の部分）
● 大耳介神経：第2、3頸神経の枝（黄緑色の部分）
● 中間神経：顔面神経の枝（赤色の部分）
● 迷走神経の枝（黄色の部分）
● 舌咽神経の枝（緑色の部分）
● 耳介側頭神経：三叉神経第3枝の枝（青色の部分）

図❷　耳周囲の神経支配（参考文献1）より引用改変）

Dr. 和嶋の診断エラーを防ぐためのアドバイス

本症例は、患者診療中で忙しいなかに予約外で受診したということで、認知バイアスが入り込みやすい劣状況での診断であった。

初診時の主訴は多種多様で、1）下顎左側の奥歯が痛く、歯肉が腫れている、2）左頬、下顎、オトガイ部、下唇にも痛みがある。頬が腫れて口が開きにくい、3）耳の中から膿が出てきた、であった。1）の訴えと口腔内所見などから、歯原性の急性炎症による痛み、腫脹であることがあきらかとなり、早々に歯原性の感染症と診断されている。また、3）耳の中からの排膿に関しては耳鼻科に依頼しているのも妥当な対応であった。忙しいという劣状況と、主訴に一致するあまりにもあきらかな所見が認められたために、早期閉鎖の認知バイアスが作用して、「2）の左頬、下顎、オトガイ部、下唇にも痛みがある。」という訴えと、口蓋側歯肉腫脹（歯肉びらん）に対しては、それ以上の診査が行われなかった。口腔顔面痛を研修した後の筆者であれば、頬部の痛みと耳部の「滲出液・膿が出る」の訴えから、耳珠と内側に三叉神経第3枝が分布していること、その部分の帯状疱疹を疑うことができていたと思われる。

高齢者の診断エラーの原因の1つとして、病態が複合しているために、訴えを複雑化させていることが挙げられる。序章で解説しているように、患者に認められる症状・徴候のすべての源は1つとするのか、複数の疾患から構成されるものとして仮説を立てるのかということを意識するべきといわれている（P.13）。オッカムの剃刀（Occam's Razor）と、ヒッカムの格言（Hickham's dictum）という用語が用いられ、オッカムの剃刀とは、患者に認めるすべての現象を説明する1つの疾患を探す考え方、対照的にヒッカムの格言はどの患者も偶然にも複数の疾患に罹患し得るという考え方である。多くの臨床医は、まずは「オッカムの剃刀」で考え抜いた後に、「ヒッカムの格言」があると考えていて、「難しい事象に当たったときこそ、シンプルに考え」て、「シンプルに考え抜いた」先に、「実は複雑なストーリーが隠されている」ので、柔軟な思考法で診断を進める必要があるといわれている。

パターン認識法においては、早期閉鎖を排除して、この診断名ですべての患者の訴えを説明できるかと立ち止まって推論することにより、各種の認知バイアスを排除して正しい診断に行き着くことができると思われる。

歯冠破折による歯髄炎を見逃し、筋・筋膜性疼痛、帯状疱疹後神経痛を疑った症例

増田仁美 *Hitomi MASUDA*
神奈川県・LIFE STYLE ORAL HEALTH WHITE FAMILY

< 症例概要 >

▶**患者**：62歳、女性（主婦）

▶**主訴**：上下顎左側の奥歯がときどきピリピリと焼けるように痛い（場所がはっきりわからない）、左側口腔内と顔面にモアーンとした違和感が生じる

▶**現病歴**：3ヵ月前にインフルエンザに罹患し、そのとき口内炎が多発した。激痛が生じ、約2週間続いた。その後、口腔内、喉の違和感が残った。1ヵ月前から、ときどき上下顎左側臼歯部にピリピリと焼けるような痛みが始まり、左顔面部にもモアーンとした違和感が生じるようになった。また、ときどき焼けるようなピリピリ感が数分、持続することもある

▶**既往歴**：5年前に帯状疱疹（部位不明）。血圧140/90mmHg、糖尿病（血糖値110mg/dL、HbA1c 8％）にて投薬コントロール中

▶**初診時口腔内所見**：

|457、|45は健全歯、|6クラウン、|7インレー、|7クラウン（根管治療済み）。その他、う蝕、歯周炎所見なし。|7のデンタルX線写真（図1）、CTにて二次う蝕、顎骨病変像、その他、異常所見なし。|7拡大視野下で亀裂が認められたが、エナメル質限局と判断した。打診痛、咬合痛、冷温痛なし、|7電気歯髄診断反応低下、診断的局所麻酔で自発痛は消えず

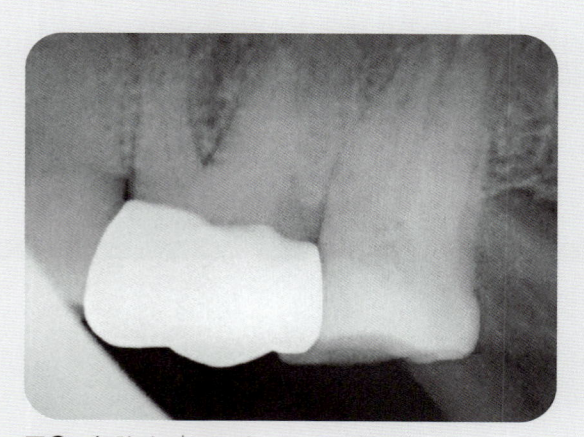

図❶　初診時の|7のデンタルX線写真

患者の「上下顎左側の奥歯がときどきピリピリと焼けるように痛い（場所がはっきりわからない）、左側口腔内と顔面にモアーンとした違和感が生じる」という訴えから一般的に推定される診断名を挙げる。

①主訴、症状	②主訴、症状に対するイメージ	③気になる口腔内所見
上下顎左側の奥歯がときどきピリピリと焼けるように痛い 左側口腔内、顔面部にモアーンとした違和感	左側口腔内、顔面部にモアーンとした違和感→筋・筋膜性疼痛 上下顎左側の奥歯がときどきピリピリと焼けるように痛い→神経障害性疼痛	左側咬筋肥大、硬結、圧痛 骨隆起、広範囲ファセット |7咬合面亀裂 3ヵ月前の広範囲口内炎
④思い浮かぶ診断名	⑤確認検査	⑥最終診断
筋・筋膜性疼痛 帯状疱疹後神経痛 |7歯髄炎	左咬筋に肥大、硬結、圧痛あり（筋・筋膜性疼痛の可能性） 左側上顎歯肉に触覚過敏が認められた（帯状疱疹後神経痛の可能性） |7：打診痛（±）、咬合痛（−）、冷温刺激痛（−）、電気歯髄診断反応低下（歯髄炎、根尖性歯周組織炎、歯髄壊死、確定できないが歯髄炎として経過観察）	咬筋、筋・筋膜性疼痛 帯状疱疹後神経痛疑い |7歯髄炎疑い

処置と経過

Progress and treatment

左側咬筋中央部に索状硬結と圧痛を認め、左上大臼歯部に関連痛を誘発できたことから、筋・筋膜性疼痛と診断し、筋マッサージ、ストレッチ、TCHセルフコントロールを指導した。|7咬合面に亀裂を認めるも、打診痛（±）、咬合痛（−）、冷温刺激痛（−）、電気歯髄診断（＋）であり、診断的局所麻酔で自発痛が消えないことから、歯髄炎は否定的と判断した。患者の希望でNSAIDsを頓服で処方した。

約1ヵ月後に症状が改善したので、筋痛へのセルフケアの継続を指導し、経過観察とした。半年後、|7口蓋側遠心部歯肉腫脹と咬合痛を主訴に来院した。診査の結果、デンタルX線写真にて歯根膜腔やや拡大。抗菌薬（アジスロマイシン）、NSAIDs投与で1週間後に消炎した。これにより、初診時診断の筋・筋膜性疼痛は否定的となった。

仮説演繹法

Hypothetic-deductive method

パターン認識法での筋・筋膜性疼痛診断がエラーである可能性が高まったので、仮説演繹法で鑑別診断をどのように行ったかを以下に示す。
①他部位の歯髄炎、歯髄壊死、歯周組織炎を含めて歯原性を探る。
②他の非歯原性疾患も検討する。帯状疱疹後神経痛、上顎洞炎、歯肉、骨の腫瘍、脳腫瘍など。

ステップ❶ 主訴、症状		ステップ❷ 鑑別診断想起		ステップ❸ 確認		
	医学用語に置換:	これだろうと思う疾患から、見逃してはならない疾患、心因性も考慮する		鑑別診断の確認作業、検査・問診、鑑別診断ごとに検査する		予備診断結果
上下顎左側の奥歯がときどきピリピリと焼けるように痛い	灼熱痛	見逃してはならない疾患	上顎洞炎	画像検査	パノラマ、デンタルX線写真、CTにより、異常は認めず	×
	自発痛		脳腫瘍	12脳神経診査	異常は認めず	×
左側口腔内と顔面にモアーンとした違和感が生じる	感覚異常	この症状で一般的な疾患	歯冠破折に継発した歯髄炎、歯髄壊死	打診痛 咬合痛 冷温痛	打診痛、咬合痛あり 冷温刺激反応なし 電気歯髄診断反応低下	△
	歯肉腫脹	この例はこの疾患の可能性	根尖性歯周組織炎、歯根膿瘍	電気歯髄診断 プロービング検査 X線写真	口蓋遠心部に根尖に達する歯周ポケットあり デンタルX線写真で歯根膜空隙の拡大あり	△
[7 口蓋側遠心部歯肉腫脹と咬合痛	咬合痛	他に考えられる疾患	帯状疱疹後神経痛	痛みの性状の確認 歯肉の感覚検査	持続する違和感 感覚異常あり	△
			筋・筋膜性疼痛	筋触診	左側咬筋肥大、硬結、圧痛あり、関連痛あり あきらかな主訴再現なし	△
		心因性	身体症状症	心理テスト 医療面接	症状の訴えに一貫性あり、論理的	×

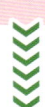

ステップ❹
診断確認・総合検討からの最終診断

可能性の残った|7の歯髄炎、歯髄壊死、根尖性歯周炎および非歯原性歯痛の帯状疱疹後神経痛、筋・筋膜性疼痛を精査した。

1) |7の精査

①上下顎左側すべての歯に局所誘発刺激を繰り返した結果、|7にあきらかな打診痛が認められた。原因歯である可能性が高いと考えて精査した。

②消炎後に精査した結果、打診痛（±）、咬合痛（−）、冷温痛（−）であり、電気歯髄診断は反応低下であるが、（＋）反応であった。局所麻酔下でプロービング検査したところ、口蓋側遠心部1箇所のみが8mmだった。

③歯冠破折による歯髄炎から、歯髄壊死に至っている可能性を説明し、マイクロスコープを用いて根管治療を行った。咬合面を切削しても痛みが生じず、近遠心に亀裂が認められ、歯髄腔に達していた。歯髄腔に歯髄組織はなく、口蓋根は失活し、頬側根管はバイタルと思われる歯髄組織が認められた。

2) 帯状疱疹後神経痛の精査

口蓋の腫脹が改善した後も感覚異常が頬側歯肉に認められた。

3) 筋・筋膜性疼痛の精査

左側咬筋に肥大、硬結、圧痛が認められ、筋・筋膜性疼痛による歯痛は否定できなかった。反対側咀嚼、噛みしめに注意することなどのセルフケアを指導した。根管治療終了後、1年半経過して、異常は認められない。

最終診断：歯冠破折による慢性部分性移動性歯髄炎の痛み、その後、歯髄壊死と歯肉膿瘍、左側咬筋筋・筋膜性疼痛、帯状疱疹後神経痛が併発していた可能性

パターン認識法で診断エラーが生じた理由 *Why did the error occur?*

1．関与した認知バイアス

1）口腔顔面痛の分野を学び始めたばかりで、非歯原性の症例を求めてしまう傾向があった（利用可能バイアス）。

2）左側咬筋中央部に索状硬結と圧痛を認め、関連痛を誘発できたため、筋・筋膜性疼痛と診断してしまった（代表性バイアス）。

3）初診時、|7に打診痛が認められ、「モアーン、ピリピリ」の自発性の訴えに対して、診断的局所麻酔をしたが鈍痛が残るという結果から、歯原性を否定した（確認バイアス）。

4）|7の咬合面亀裂を認め、打診痛（±）、咬合痛（−）、冷温痛（−）、電気歯髄診断反応低下の所見であったが、プロービング検査正常にて歯根破折なしと診断し歯原性を疑わなかった（固着性バイアス）。

2．認知バイアスが入りやすかった状況（劣診断状況）

患者の訴えの部位が限局されず、「モアーン、ピリピリ」という経験したことのない、曖昧な表現で、歯原性とは考えられない症状であった。

拡大視野下で|7に亀裂が認められたが、「モアーン、ピリピリ」という訴えが歯冠破折による症状とは考えなかった（図2）。また、最近、歯原性として原因があきらかでない場合、非歯原性歯痛を検討すべきと学習し、本症例で筋触診により関連痛が認められたことから、筋・筋膜性疼痛の疑いが強まった。同様に、3ヵ月前の激痛を伴った広範囲の口内炎が帯状疱疹であった可能性を考え、「モアーン、ピリピリ」が非歯原性である帯状疱疹後神経痛であることを疑った。

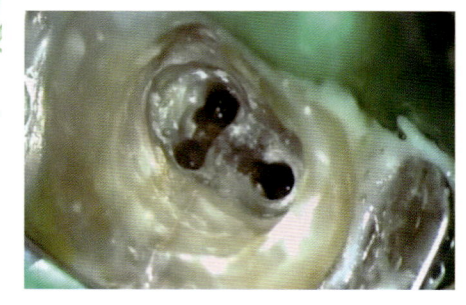

図❷　マイクロスコープを
用いて治療を進めた

症例省察 *Case Reflection*

　拡大視野下で亀裂が認められたがエナメル質限局と判断し、総合的に歯原性を精査しなかった。また、「必要のない治療は介入しないほうがよい」との考えから、とくに歯に対する不可逆性処置を行うことを避けて、非歯原性歯痛を疑った。

　診断当時、筆者は非歯原性歯痛を学習し始めたころであった。筋触診、感覚テストをした結果、左側咬筋に筋肥大、硬結、圧痛が認められ、歯痛再現があったことから筋・筋膜性疼痛を初期仮説とした。また、感覚異常が認められ、数ヵ月前に激痛を伴う広範囲の口内炎があったとの既往から帯状疱疹後神経痛も疑った。

　この時点では、単独診断が念頭にあり、複数疾患が併発している可能性を考えていなかったこと、そして、咬筋から関連痛が生じ、筋・筋膜性疼痛の治療により症状が改善したことから、実際にはFamiliar painではなかったにもかかわらず、筋・筋膜性疼痛と単独診断として確定された。

　再診時の仮説演繹法で⃒7の歯冠破折に継発した歯髄炎、歯髄壊死であったことが判明した。歯冠破折に継発した歯髄炎の場合には典型的な歯髄炎症状ではなく、歯髄炎は緩徐に進行し、時期により多様な症状を呈する可能性があり、診断が困難であることがわかった。

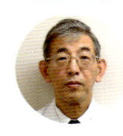

Dr. 和嶋の診断エラーを防ぐためのアドバイス

本症例の診断エラーのポイントは「モアーン、ピリピリ」というオノマトペ（フランス語）で表現される患者の訴えと、単独診断にとらわれたことにある。日本語には「ビリビリ」、「ジンジン」、「チクチク」のように、痛みを表すオノマトペがたくさん存在する。オノマトペとは擬音語・擬態語の総称で、音と密接にかかわりをもっている表現である。オノマトペは平常語での表現よりも、簡素かつ直接的に痛みの具合を表すことができる。さらに、痛みの量（程度・強度）と質（部位・深度）の両者を合わせて表現できる利点がある。「ビリビリ」ならば痺れるような痛み、「ジンジン」なら焼けるような痛み、「チクチク」なら針で刺すような痛みを表すというように、痛みの違いを端的に言い分けられる。そのため、医療では医者と患者の間で意思疎通を図るのに役立っている。しかし本症例の「モアーン、ピリピリ」というオノマトペは、症状を端的に表したというよりも、診断を混乱させたと思われる。

本症例の初期仮説として、最初は歯原性を疑ったが、患歯への診断的局所麻酔にて主訴の自発痛が完全に消えなかったことから、早々に歯原性を否定している。診断的局所麻酔により痛みに多少でも軽減が認められた場合には、歯原性歯痛など当該部から痛みが生じている可能性ありと診断するべきで、完全否定が診断エラーの始まりと思われる。この時点で歯原性歯痛に筋・筋膜性疼痛と帯状疱疹後神経痛が重複していた可能性があると最終診断されている。

筋・筋膜性疼痛はかみしめ等により生じる場合と、他の痛みによる筋緊張により二次的に生じる場合があり、結果的に筋・筋膜性疼痛と他の痛み病態が併発していることがある。冒頭に記したように「モアーン、ピリピリ」というオノマトペでの患者の訴えは、筋・筋膜性疼痛と帯状疱疹後神経痛の痛みを表現したものと思われる。

口腔顔面痛を学ぶと、疫学的に最も多い筋・筋膜性疼痛を診る機会が多く、代表性バイアスも働いて筋・筋膜性疼痛を疑うことが多くなる。さらに筋圧痛があり、関連痛を誘発できると筋・筋膜性疼痛と初期仮説してしまう。上記のように筋・筋膜性疼痛は単独で生じる場合もあるが他の病態と複合する場合が多いことを念頭において診断を進めるべきである。

神経障害性疼痛を義歯不適合による痛みと間違えた症例

棚原樹夢 *Jun TANAHARA*

北海道・棚原歯科

⟨ 症例概要 ⟩

▶**患者**：83歳、男性

▶**主訴**：噛むと右下の義歯の部分が痛い。ときどき、黙っていても痛いことがある

▶**現病歴**：1ヵ月前より、右側でものを噛むと、右下歯肉に痛みが走る。最近になり、頻度が増えてきたため受診。下顎義歯不適合の診断のもと、義歯調整を行ったが改善せず、再度来院した

▶**既往歴**：帯状疱疹（右側三叉神経第3枝領域・

3年前）

▶**口腔内所見**：

● う蝕、修復状態；5＋3ブリッジ、下顎両側遊離端義歯（76|4～7）装着

● 歯肉、歯周組織；5|舌側に5～6mmの深い歯周ポケットを認める。76|欠損部歯肉に発赤、腫脹などはないが擦過痛を認める（図1～3）

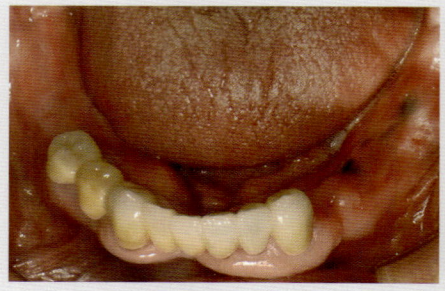

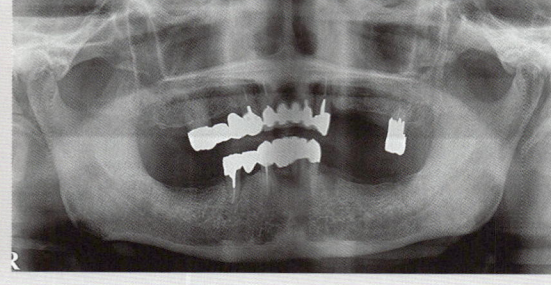

図❶　初診時の口腔内写真（義歯未装着）、パノラマX線写真

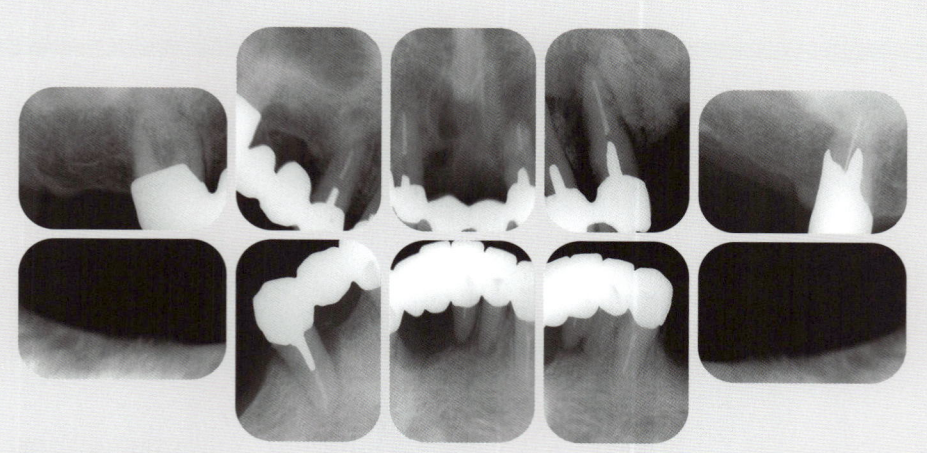

図❷　初診時のデンタルX線写真

図❸　初診時の歯周精密検査

パターン認識法　*Pattern Recognition Methods*

　患者の「噛むと右下の義歯の部分が痛い。ときどき、黙っていても痛いことがある」という訴えから、一般的に推定される診断名を挙げる。

①主訴、症状	②主訴、症状に対するイメージ	③気になる口腔内所見
歯肉が痛い 噛むと痛い 何をしなくても痛い	歯肉が痛い→P急発 噛むと痛い→義歯不適合、根尖性歯周組織炎、P 何をしなくても痛い→P急発、急性根尖性歯周組織炎	5̅舌側の深い歯周ポケット 下顎義歯破損（レスト破折）

④思い浮かぶ診断名	⑤確認検査	⑥最終診断
5̅辺縁性歯周組織炎 7̅6̅部義歯性潰瘍（褥瘡性潰瘍）	歯周組織検査（5̅プロービング時に出血を認める） 7̅6̅部歯肉の視診・触診は異常ないが擦過痛を認める	5̅辺縁性歯周組織炎 7̅6̅部義歯（不適合）による歯肉痛

処置と経過　*Progress and treatment*

　5̅のスケーリング、ルートプレーニング、7̅6̅部の義歯調整を数回行うも、痛みの改善が得られなかったので義歯を新製した。新製義歯でも適合確認、調整を繰り返したが痛みは改善せず、ここで初めて義歯不適合による痛みは否定的と考えた。

仮説演繹法　*Hypothetico-deductive method*

　仮説演繹法で鑑別診断をどのように進めたかを示す。
①他部位の歯髄炎、歯周組織炎を含めて歯原性歯痛はないか、全部の歯を調べる。
②非歯原性疼痛疾患を挙げる。顎骨骨髄炎、悪性腫瘍、筋・筋膜性疼痛、神経障害性疼痛を検討する。

ステップ❶ 主訴、症状		ステップ❷ 鑑別診断想起		ステップ❸ 確認		予備診断結果
	医学用語に置換：	これだろうと思う疾患から、見逃してはならない疾患、心因性も考慮する		鑑別診断の確認作業、検査・問診、鑑別診断ごとに検査する		
1ヵ月前から噛むと痛い

黙っていても痛い

歯肉を触ると擦過痛がある | 急性痛

咀嚼時痛

自発痛

感覚異常 | 見逃してはならない疾患 | 悪性腫瘍 | 12脳神経診査
画像検査
血液検査 | 異常所見認めず | × |
| | | | 骨髄炎 | | 異常所見認めず | × |
| | | | 頭蓋内病変 | | 神経障害なし | × |
| | | この症状で一般的な疾患 | 歯原性歯痛
　義歯性潰瘍（褥瘡性潰瘍） | 義歯適合確認 | 義歯床下の歯肉、粘膜に発赤、褥瘡性潰瘍は認められず | × |
| | | | 歯原性歯痛
　辺縁性歯周組織炎 | プロービング
画像検査 | 深い歯周ポケットがあるが、痛みを生じるほどの炎症は認めない | × |
| | | この例はこの疾患の可能性 | 神経障害性疼痛 | 感覚検査 | 疼痛を訴える部分に感覚異常（アロディニア、痛覚亢進）を認める | ○ |
| | | 他に考えられる疾患 | 筋・筋膜性疼痛 | 筋触診、トリガーポイント確認
関連痛として歯肉痛再現を確認
診断的トリガーポイント注射 | 右側側頭筋・咬筋にトリガーポイントを触知し、関連痛として歯肉痛が再現される | ○ |
| | 心因性 | 身体症状症 | | 心理テスト、医療面接 | 症状の訴えに違和感なし一貫性があり、論理的 | × |

ステップ❹
診断確認・総合検討からの最終診断

　仮説演繹法のステップ❸で可能性があるとされた、神経障害性疼痛および筋・筋膜性疼痛について再精査した。

1. 患者が痛みを訴える $\overline{7\,6}$ 部歯肉に感覚異常（アロディニア、痛覚亢進）を認め、帯状疱疹の既往もあることから、三叉神経第3枝領域における神経障害性疼痛の可能性ありと診断した。
2. 右側側頭筋・咬筋の圧痛検査を行ったところ強い圧痛を認め、関連痛として、$\overline{7\,6}$ 部に歯肉痛が再現されたことから筋・筋膜性疼痛の可能性ありと診断した。
3. 筋・筋膜性疼痛に対して診断的治療として、セルフケア指導（噛みしめ防止、負荷軽減、開口ストレッチなど）を行ったところ、筋圧痛は消失したが、歯肉痛は変化しなかった。
4. 再評価として、$\overline{7\,6}$ 部歯肉の感覚検査を行ったところ、感覚異常（アロディニア、痛覚亢進）は改善していなかった。神経障害性疼痛の可能性が高いと考え、薬物療法を開始した。プレガバリン50mg/日から開始して25mg/週で漸増を行い、350mgに達した時点で痛みが大幅に改善したので、同量を継続して投与治療した。
5. 3ヵ月の投薬治療の後、感覚検査で $\overline{7\,6}$ 部歯肉の感覚障害（アロディニア）を認めるが、自覚されない程度に持続痛は改善された。

最終診断：三叉神経第3枝領域における神経障害性疼痛（帯状疱疹後神経痛）

パターン認識法で診断エラーが生じた理由 *Why did the error occur?*

1．関与した認知バイアス

①患者が義歯床下の歯肉が痛いと訴えたことから、義歯不適合による痛みだと考えてしまった（代表性バイアス、利用可能バイアス、アンカリングバイアス、固着性バイアス）。

②義歯支持装置の不良が認められたことから、そのために過剰負荷がかかり、痛みが生じたと確信した（確認バイアス）。

③義歯不適合を裏付ける所見があったため、他の原因は診査しなかった（確証バイアス）。

2．認知バイアスが入り込みやすかった状況（劣診断状況）

　患者は「義歯が合わず、痛みがあるので調整をしてほしい」と訴えていて、同部位の鉤歯にはレスト窩が形成されており、義歯のレストが破折していることから痛みが出るのは当然と考えた。また、当該歯肉に擦過痛を認めたことから、義歯の支持の不良による痛み発生と考えた。加えて、患者1人あたりの診療時間が限られている状況から多くの鑑別診断を想起する余裕がなく、パターン認識法で診断した。

　本症例は義歯床下の歯肉に痛みを訴え、義歯レストが破折して支持が不良であること、当該歯肉部に擦過痛を認めたことから、義歯不適合による痛みと初期診断したが、結果的に神経障害性疼痛によるものであった。

　義歯装着者が、義歯床下の歯肉に痛みを訴えることは多く、そのほとんどで義歯が不適合であることから、パターン認識法で義歯が原因と考えてしまった。患者の既往歴に右側三叉神経第3枝領域に帯状疱疹があったことを、早い段階で注視すべきであった。

　日常臨床における義歯部の痛みは、義歯調整により改善するという多くの臨床経験と、診療時間が限られていたこと、患者自身が義歯の調整を希望していたことなどの劣状況で認知バイアスが生じて、義歯不適合による痛みと診断エラーをした。義歯調整、義歯新製へと進んでしまい、義歯不適合の診断を見直すまで時間を要した。

　日常臨床で一般的な症例こそ、代表性バイアス、利用可能バイアスが生じやすいことを理解し、何かいつもと違うことはないかと反芻して確認し、診断エラーが疑われる場合にはすぐに仮説演繹法に移行できるよう、診療の環境を整えておくべきと改めて認識した。

Dr. 和嶋の診断エラーを防ぐためのアドバイス

「義歯が痛い」、「歯が痛い」という訴えは、日常臨床で頻繁に耳にする訴えで、臨床経験が長ければ長いほど、瞬間的にパターン認識法が作動して、それぞれ「義歯不適合」、「う蝕・歯髄炎」の診断が想起される。治療においては「この歯が痛い」と指す歯に、う蝕・歯髄炎の所見がなければ、一気に歯を削ったり、抜髄に進むことはないが、「義歯が痛い」の場合には、患者の訴えのままに義歯床を調整してしまいがちである。また、義歯床の適合検査をしたとしても、当たりの強い部分を調整することになる。義歯床によって歯肉に痛みが生じるのは、義歯床により歯肉に機械的刺激が加わることによるからである。義歯床下、辺縁の歯肉には炎症所見として上皮の肥厚による白斑、発赤、褥瘡性潰瘍のいずれかがあり、その部位に歯肉圧痛が生じているはずであり、これらの所見に一致する義歯床下粘膜面強圧部の削合や、咬合調整をすることで、痛みが改善し、歯肉の病的変化も消失するはずである。義歯装着部の歯肉の痛みの場合、患者は単純に義歯が合わないからだと考える。診療側は劣状況でなくても、代表性バイアスが介入して義歯不適合の初期仮説が想起される。さらに当該歯肉の診査によって圧痛が認められると、過剰加圧、擦過による痛みを疑い、確認バイアスにより義歯不適合を疑い、確証バイアスによりそれ以外の原因を疑って診査することを止めてしまうこととなる。

本症例ではレスト破折という要因も加わり、義歯不適合の初期仮説が強固となり、新義歯作製に至っている。新製義歯でも、適合確認、調整を繰り返しても痛みは改善せず、結果的に義歯不適合による痛み以外の原因を疑って、仮説演繹法に至っている。義歯新製や義歯調整を行ったにもかかわらず改善せず、同じ訴えで繰り返し再来することに「何かいつもと違う」と異和感を感じることが、パターン認識法の診断エラーを見つける方法である。

歯肉が痛いと言うならば、その歯肉を触ってみるという診査を行うべきである。これは歯肉の感覚検査で、具体的には先端の丸い器具で歯肉粘膜をさすり、「痛みはありませんか、嫌な感じや変な感じはありませんか」と尋ね、左右の差を確認する。次に、爪楊枝かピンセットで歯肉粘膜をチクチク刺激して、極端な痛みが出ないかどうか確かめる。これらの検査で左右差があり、繰り返しの診査でも同じ結果が出た場合には、神経障害性疼痛の可能性が高まる。

巨細胞性動脈炎による顎の疲労感を顎関節症と間違えた症例

池田浩子 *Hiroko IKEDA*

日野市立病院　歯科口腔外科　顎関節・口腔顔面痛外来
静岡市立清水病院　口腔外科　顎関節症外来

＜ 症例概要 ＞

▶**患者**：72歳、男性

▶**主訴**：食事のときに顎がくたびれて、だるくなる

▶**現病歴**：腎細胞がん（22年前に片腎摘出）・肺気腫（20年前）・痛風にて内服加療中

▶**既往歴**：1ヵ月前より、食事のときに顎がくたびれるように感じたり、開口時の突っ張り感を自覚するようになる。また、起床時には首・肩部・顎に疲労感があるとのことであった。「頭がボーっとしている」と感じたので内科受診したが、異常は指摘されなかった

▶**初診時診察結果**：

●自力最大開口量23mm

●両側咬筋圧痛（－）、両側側頭筋圧痛（－）、両側僧帽筋圧痛（＋）、両側胸鎖乳突筋圧痛（＋）。

●その他、特記事項；夜間睡眠時、2時間おきにトイレのため中途覚醒する

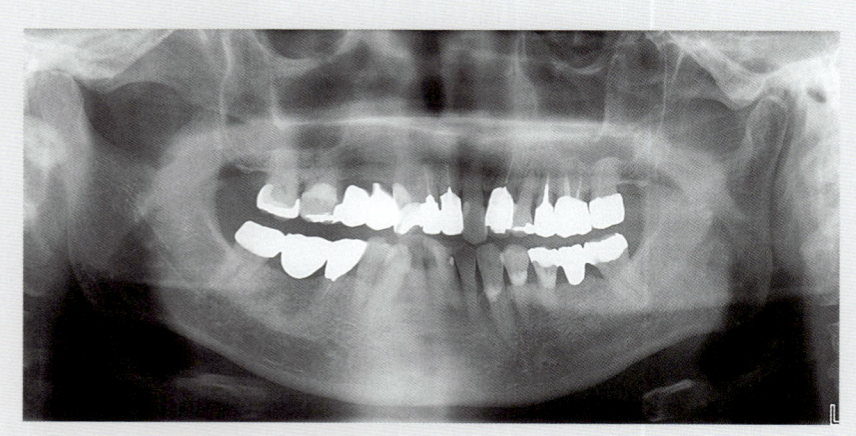

図❶　初診時のパノラマX線写真

パターン認識法　*Pattern Recognition Methods*

　患者の「食事のときに顎がくたびれて、だるくなる」という訴えから、一般的に推定される診断名を挙げる。

①主訴、症状	②主訴、症状に対するイメージ	③気になる口腔内所見
食事時の顎の疲労感で食事ができない	咬筋の筋・筋膜性疼痛を主体とする顎関節症（咀嚼筋痛障害I型）	起床時の首・肩部の疲労感 自力最大開口量23mm

④思い浮かぶ診断名	⑤確認検査	⑥最終診断
夜間ブラキシズムが関与している顎関節症（咀嚼筋痛障害I型）	顎関節症で通常みられる咀嚼筋肥大・圧痛はなかったが、顎関節痛誘発試験にて左側顎関節の牽引痛があり、筋性開口障害（自力最大開口量23mm）が認められた	顎関節症（咀嚼筋痛障害I型、顎関節痛障害II型）

処置と経過 *Progress and treatment*

1．初診時

診査結果から「顎関節症」と診断し、スプリントの印象および鎮痛剤を処方した。顎の疲労感で食事量が減っているため、経口栄養剤（エンシュア・リキッド®）を処方した。

2．初診＋10日後：予約外受診

経口栄養剤が足りなくなり、予約外受診された。「ときどき、物が二重に見える」との訴えがあったので眼科依頼、「眼位、眼球運動、眼底検査は異常ない」の結果で、脳神経内科に依頼された。

3．初診＋4週間後：口腔顔面痛外来（筆者初診）

食事時の顎の疲労感で、食事ができない状態が続いていた。

診察結果：

- 自力最大開口量：23mm→30mm

- 顎関節痛誘発試験にて左側顎関節の牽引痛（＋）、下顎頭滑走障害（－）
- 咬筋、側頭筋に圧痛は認められず、咀嚼筋肥大なし
- 起床時に首・肩部に疲労感があり、手をついて起き上がることができない
- 体重が1ヵ月で4kg減
- 複視（両眼1日2〜3回、4〜5分持続）継続

4．初診＋4週間後：脳神経内科初診

診査の結果、「複視は一過性で病的な所見はないと思われるが、念のため血液検査、頭部MRI検査を施行する」との返事であった。

5．初診＋5週間後：口腔顔面痛外来再来

脳神経内科での血液検査の結果、CRP（4.2mg/dL）の上昇が確認された。顎関節症ではCRPは上昇しないため、顎関節症以外の疾患の検討を行った。

仮説演繹法 *Hypothetico-deductive method*

仮説演繹法で鑑別診断をどのように進めたかを示す。

ステップ❶ 主訴、症状		ステップ❷ 鑑別診断想起		ステップ❸ 確認		予備診断結果
	医学用語に置換：	これだろうと思う疾患から、見逃してはならない疾患、心因性も考慮する		鑑別診断の確認作業、検査・問診、鑑別診断ごとに検査する		
1ヵ月前より 顎の疲労感 開口時の突っ張り感 起床時の頸部・肩部の疲労感 起床時、手をつくと肩が痛い	亜急性 咀嚼筋痛 開口障害 四肢近位筋のこわばり・疼痛	見逃してはならない疾患	リウマチ、膠原病等の全身性疾患	内科依頼	CRP高値	○
			脳血管障害	12脳神経検査、脳神経内科依頼	異常なし	×
頭がボーっとする	めまい		巨細胞性動脈炎	血液検査（血沈検査）	CRP高値・血沈の亢進	○
		この症状で一般的な疾患	顎関節症	開口量 筋触診 下顎痛誘発テスト	咀嚼筋肥大・圧痛（ー） 自力最大開口量30㎜ 左側顎関節の牽引痛（＋）	△
ときどき物が二重に見える	間欠的複視	他に考えられる疾患	顎関節強直症	開口量測定 画像所見（CT・MRI）・経過観察	開口障害の経過が亜急性であり、側方運動は障害されていない	×
夜間睡眠時、2時間おきに起きる 体重減少	中途覚醒 体重減少		咀嚼筋腱・腱膜過形成症			×
			耳鼻科疾患（メニエール病）	聴覚・平衡感覚検査	異常なし	×
		心因性	うつ病	医療面接	異常なし	×

ステップ❹
診断確認・総合検討からの最終診断

血液検査でCRPの高値が確認されたことにより、仮説演繹法で挙がった疾患のうち、可能性が高い疾患は、RED FLAGsのなかの「リウマチ、膠原病等の全身性疾患」、「巨細胞性動脈炎」の２つに絞られた。

再度の血液検査の結果、炎症所見の高値は継続し、血沈も亢進していた（CRP：1.52 mg／dL、赤沈105㎜/h）。顎の疲労感は顎跛行、間欠的複視は眼動脈の虚血による症状、めまいは内頸動脈の一時的な虚血による症状で、巨細胞性動脈炎と診断した。さらに、起床時の首・肩部の異常な疲労感は巨細胞性動脈炎の40～60%

に合併するリウマチ性多発筋痛症と考えると、すべての症状を一元的に説明できる。

そこで、クローズ質問（攻めの質問）で「食事の際、顎がだるくなってしまう、少し休むと顎の疲労感は消えますか？」と質問したところ、「はい」との返事があり、巨細胞性動脈炎の可能性がさらに高くなった。

最終的に脳神経内科に動脈生検を依頼し、特徴的な病理所見により巨細胞性動脈炎が確定診断され、リウマチ性多発筋痛症の合併も診断された。神経内科でステロイド治療が行われ、改善した。

最終診断：巨細胞性動脈炎にリウマチ性多発筋痛症の合併

パターン認識法で診断エラーが生じた理由 *Why did the error occur?*

1．関与した認知バイアス

①「食事時の顎の疲労感」、「起床時の首と肩、両側咬筋付近の疲労感」という症状から、日ごろよく診ている顎関節症による症状と安易に診断してしまった（利用可能バイアス）。

②食事時の顎の疲労感による食事困難のため、経口栄養剤の処方を希望することに対して、「おおげさな人」という個人の性格によるものと単純に解釈し、それ以外の原因について考えなかった（根本的帰属の誤り：個人の行動を説明するにあたって、気質的または個性的な面を重視しすぎて、状況的な面を軽視してしまう事象）。

③食事時の顎の疲労感の主訴に対し、「顎関節症」という診断から離れず、他を考えなかった（アンカリング、診断の早期閉鎖）。

④患者が訴える他の症状（めまい、複視、体重減少）について深く検討するに至らなかった（確証バイアス）。

2．認知バイアスが入り込みやすかった状況（劣診断状況）

巨細胞性動脈炎、リウマチ性多発筋痛症とも稀な疾患で、いままで経験したことがなかった。また、その場ですぐに相談できる上級医がいなかったことも早期に診断できなかった劣診断症状と考えられた。

食事時の顎の疲労感の訴えに対して、筋触診を行ったところ、咬筋肥大、硬結、圧痛はなく、どちらかというと萎縮していた。しかし、関節痛牽引誘発テストで痛みが認められたこと、30mm以下の開口障害が認められたことから、安易に顎関節症と単独診断してしまった。これには複数のバイアスが絡んでいたことが、後に振り返ることにより認識できた。その他の訴えである起床時の首・肩部のだるさ、複視、体重減少を、顎の疲労感との関連性を考えないままに、他科に精査を依頼したが、これが結果的に正しい診断に結びつくことになった。

高齢者で、食事時の疲労感の訴えがあるが、顎関節症の典型的な他覚的所見（咀嚼筋の肥大・圧痛など）が認められないなど、「何か違う」と違和感がある場合には、巨細胞性動脈炎の可能性を疑いクローズ質問にて「顎跛行」の有無を確認する必要がある。

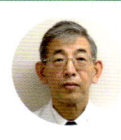

Dr. 和嶋の診断エラーを防ぐためのアドバイス

　歯科臨床において、顎が痛い、だるい、疲れるなどの訴えがあったら、まず顎関節症を想起して、①顎関節痛、②咀嚼筋痛の診査を行う。多くの例で関節痛か咀嚼筋痛が誘発され、「いつもの痛み」であることが確認されて、顎関節症の診断ができる。しかし、どちらの診査でも「いつもの痛み」が再現できない場合には、顎関節症以外の疾患を考えなければならない。リウマチ性顎関節炎、偽痛風、内耳炎などとともに、巨細胞性動脈炎も検討するべきである。巨細胞性動脈炎は、大型・中型の動脈に巨細胞を伴う肉芽腫を形成する動脈炎である。大動脈とその主要分枝、とくに外頚動脈を高い頻度で障害する。しばしば浅側頭動脈を障害するため、以前は「側頭動脈炎」と呼ばれていた。50歳以上の高齢者に発症し、若年者に発症する高安動脈炎とは対照的である。男女比はほぼ１：２〜３であり、日本人患者の平均年齢は71.5歳（60代後半〜70代がピーク）と、顎関節症と比べて高齢発症である。2/3の患者に、いままでに経験したことのない頭痛がみられ、全身症状として、疲れやすい、倦怠感、筋肉が痛い、関節が痛いといった訴えや、食欲低下、体重減少があり、半分以上の人に微熱がみられるなどの顎関節症と相違する症状がある。巨細胞性動脈炎の約40％でリウマチ性多発筋痛症を伴い、首の後ろ、肩甲帯部、腰臀部などの筋肉痛と、朝のこわばり、身体に力が入りにくい等の症状を呈する。巨細胞性動脈炎の発症初期に、血管炎による血流低下・消失による虚血性視神経症のため視力・視野異常を呈し、約20％が視力の完全または部分性の消失を来す疾患であることから早期の診断が望まれる疾患である。

　歯科を受診する巨細胞性動脈炎患者は、片側の顎の痛み、だるさ、疲労感を訴え、特徴的な症状は「顎跛行」である。この顎跛行とは、「食事の際、咀嚼を始めて間もなく、片側の顎の痛み、だるさ、疲労感が生じ、一度、咀嚼を止めて休むと改善するので、また咀嚼する。すると、再び症状が出るので再度止めて休む。これを食事中繰り返すこと」である。「食事の際、顎が痛い、だるくなったとき、休むと顎の症状が消えて、また食べられますか？」のクローズ質問は、食欲低下、体重減少の確認とともに、巨細胞性動脈炎の攻めの問診として重要である。

臨床推論の実践例②

3②

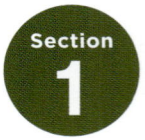

Section 1 直感的診断に分析的診断を加えて、正しい診断を導こう!

和嶋浩一 *Koichi WAJIMA*
東京都・元赤坂デンタルクリニック　口腔顔面痛センター

　一般臨床医での診断精度を向上させるには、知識を増やす勉強のみならず、うまく診断できなかった、つまり、診断エラーを経験した症例から学び続けることが大切であり、それによって確かな診断能力を獲得できるといわれている。

　第3章では、痛み診断について特別な教育を受けていない一般臨床医に対し、「ややこしい痛み」を診る際に、直感的思考（イメージ診断、パターン認識法）に加えて分析的臨床推論を用いて診断にあたってほしいという意図から、具体的に症例を挙げて、パターン認識法で診断エラーした後、代表的な分析的臨床推論の仮説演繹法を用いて正しい診断に至る過程を解説している。

　具体的には、パターン認識法には認知バイアスが入り込んで診断エラーを起こしやすいことや、仮説演繹法で正しい診断を得た後に、パターン認識法ではなぜ診断エラーが生じたのかを振り返って、次の診断に活かすという省察についても記載している。

一般臨床における痛み診断の現状
Current status of pain diagnosis in general clinical practice

　われわれ歯科医師は、毎日の臨床のなかでさまざまな症例を的確に診断して、治療方針を決め、実施している。このように、毎日の診療で無意識に行う行為、「患者の疾病をあきらかにし、解決しようとする際の思考過程や内容」を「臨床推論」という。臨床推論には鑑別診断、治療法の選択、予後の予測があり、とくに診断に特化した部分を「臨床診断推論」という。

　従来より、わが国の痛み診断には体系的な臨床推論はなく、学部教育もされていなかったために、一般的には患者から疾患の特徴的なパターンを掴み取って、自分の過去の臨床経験で得られたイメージに照らし合わせて、潜在意識下で瞬間的に「ひらめき」に似たかたちで認識するような、直感的な診断法が行われている。患者をみるなり診断名がひらめいたり、この疾患ではないかと強く感じられて瞬間的に診断をつけた経験は誰にでもあるだろう。

　歯科臨床の場面では、「歯がしみて痛い」という訴えを聞いただけで、歯髄炎の診断が思い浮かんだり、「歯がしみて痛かったが、いまは冷たい氷で冷やすと痛みが止まる」という訴えを聞いただけで、化膿性歯髄炎が思い浮かんだりした経験があるだろう。このような臨床経験に基づいた瞬間的な診断、スナップ診断や一発診断などと表現されるパターン認識法が無意識に活用されているのである。後述するように、パターン認識法には利点もある一方で、診断エラーに繋がる多くの欠点もある。

診断における２つの思考過程

序章で解説したように、心理学・行動経済学の分野では、「思考には速い思考（システム１）と遅い思考（システム２）の２つのモードがある」という理論があり、脳が意思決定をする際に、無意識に脳内にある２つのシステムを使い分けているといわれ、心理学では「二重思考過程システム（Dual process theory）」とも呼ばれている。

基本的な考え方は、自身のシステム１をつねに無意識に作動させ、間違えそうになったときに、システム２がきちんと監視して、判断ミスを修正するように機能するということである。

また、ヒトの脳は巨大なコンピュータであり、このコンピュータが常時フル稼働していると、すぐに焼け付いてしまうために、脳はつねにデフォルトモードで動いている。これがヒューリスティックス(速い思考［システム１］) である。つまり、脳はつねにフル回転しているわけではなく、必要に応じて分析的思考（遅い思考［システム２］）を意識的に起動させなければならないのである（具体的な活用トレーニングについては「口腔顔面痛の診断トレーニング［p.129］」を参照）。

速い思考（システム１）の特徴は、脳に入ってきたすべての情報を、必ずシステム１が先に自動で処理することである。また、瞬時に作動するので、止めることができない。つまり、深く考えずに、経験則で答えを出そうとするのである。加えて、なるべく最近の出来事から答えを探し、見つからない場合は過去の記憶を遡るなどの特徴もある。すなわち、これが臨床推論でいうパターン認識法の特徴である。パターン認識法は分析的アプローチとは異なり、診断仮説を１つずつ除外していくプロセスをショートカットできるため、確定診断に到達するまでの時間が短く、検査も少なくて済み、効率がよい利点がある。

一方、パターン認識法により診断できるかどうかは、自分のなかに疾患パターンが形成されているかどうかで決まる。パターンを習得している人には、あれこれ考える努力をしなくても直感的にわかるが、自分のなかにパターンをもっていない人にはまったくわからないという結果になりがちである。つまり、経験したことのない疾患は、原則的に診断できないことになる。このような場合、まったくわからないと感じたり、自分にあるパターンのうち最も似たものとして認識されたりする。すなわち、経験の浅い歯科医師がパターン認識のみに頼ると、まったく的外れな疾患として認識されることがあり得る。

パターン認識法の欠点

ヒューリスティックスを用いたパターン認識法（直感的思考・診断）には、決定的な弱点がある（**表1**）。それは、一度、認知の歪みが発生すると修正が難しいこと、そのときの医療者の喜怒哀楽などの感情、忙しさや疲労、環境要因など、劣状況に強く影響を受けて、診断エラーを起こしやすいことなどである。この、診断エラーに至った場合のヒューリ

スティックスをとくに「認知バイアス」と呼ぶ。

診断エラーの原因は、知識がないこと、あるいは経験が足りていないことはもちろんであるが、最大の原因は認知バイアスが影響して適切な臨床推論ができなくなることだといわれており、多くの認知バイアスが報告されている（**表2、図1**）。

表❶ ヒューリスティックスと認知バイアス。パターン認識法の欠点は、行動経済学で用いられる以下の2つにより誤った診断をしてしまう可能性が高いことである

ヒューリスティックス	「簡単に解けない複雑な問題に対し、自分で解けそうなより簡単な問題に置き換えて考える思考プロセス」のことで、ある程度のレベルで正解に近い答えが得られるが、必ずしも正しい答えを導けずに間違ってしまうこともある
認知バイアス	ヒューリスティックスによって起こる判断ミスのなかで、とくに多くの人が同様に陥ってしまう判断ミスのパターンのこと

表❷ 臨床でよく生じる認知バイアス

アンカリング（Anchoring）バイアス	最初に考えた仮説に固執する
診断モメンタム	前医の診断を無条件にそのまま受け入れる。Overconfidence は、ほぼ同義
利用可能性（Availability）バイアス	よく診る疾患を想起する（たとえば、風邪をひいて咳をすると、まず疑われるのは新型コロナウイルス感染症であろう）
代表性（Representativeness）バイアス	症状がある疾患に似ているために、その疾患を想定する
確証（Confirmation）バイアス	診断を支持しないエビデンスのほうが、大抵はより説得力があり決定的である。それにもかかわらず、診断を支持しないエビデンスと比べて、診断を支持するエビデンスを探す傾向

　　いつも口腔顔面痛患者を紹介してくれる歯科医院から、非歯原性歯痛（筋・筋膜性歯痛）らしい患者さんを診てほしいと依頼があった。これだけの情報であったが、口腔顔面痛専門医は紹介医で歯原性は否定されているために、非歯原性歯痛のみを診査しようと思った。この状態は、専門医は非歯原性歯痛（筋・筋膜性歯痛）のアンカリング（Anchoring）を受け、診断モメンタムが作用していることを示す。
　　また、紹介医は、歯原性が否定的であるために、筋触診など何もせずに非歯原性歯痛の代表的な筋・筋膜性疼痛を想定しただけであった。この例において、紹介医は代表性バイアスあるいは利用可能性バイアスを受けているといえる。

図❶ 認知バイアス介入例

医学・歯学教育モデル・コア・カリキュラム（令和4年度改訂版）が公開

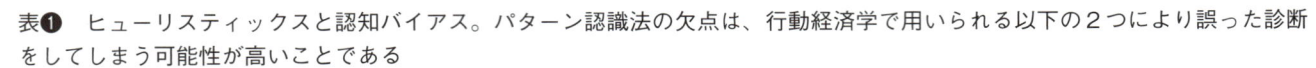
Publication of core curriculum

　2022年11月に、文部科学省から医・歯学生が卒業時までに身につけておくべき、必須の実践的診療能力に関する学修目標などを示した「医学・歯学教育モデル・コア・カリキュラム」が公表された。この改訂の最大のトピックスは「臨床推論」が取り入れられたことであろう（表3）。

　表3の「症候から鑑別すべきおもな原因疾患（E-3-2）」では、「症候から想定すべき代表的な原因疾患例などを記載したが、症候に該当する疾患を網羅しているわけではない。臨床推論では可能性のある症候や病態から原因疾患を鑑別診断するプロセスが重視され、原因疾患を単純にすべて暗記することを期待しているものではない」と記載され、公に直感的思考（パターン認識法）から分析的臨床推論への改善が求められたと理解される。

表❸　E-3-2臨床推論（歯学教育モデル・コア・カリキュラム［令和4年度改訂版］より引用改変）。口腔・顎顔面領域のおもな症候から病態生理学的に発症原因を推論し、分類、鑑別診断できる基本的能力を身につける

学修目標
E-3-2-1：主要な症候について原因と病態生理を理解している
E-3-2-2：主要な症候について鑑別診断を検討し、診断の要点を説明できる
E-3-2-3：臨床実習の現場で主訴から診断推論を組み立てられる
E-3-2-4：臨床実習の現場における疾患の病態や疫学を理解している

口腔顔面痛の診断トレーニング　*Orofacial Pain Diagnostic Training*

　口腔顔面痛専門医は、直感的診断であるパターン認識法と分析的アプローチである徹底検討法、アルゴリズム法（多分岐法）、仮説演繹法を並列させて診断にあたっている。

　また、日本口腔顔面痛学会では、口腔顔面痛臨床推論実習セミナー、口腔顔面痛エキスパートセミナーとして、具体的に症例を挙げて、代表的分析的アプローチである仮説演繹法の手法を用いた病態診断、治療法策定を行う診断学習の機会を設けている。

3章②のポイント　*Key points of Chapter 3②*

　3章①は、「パターン認識法で診断エラーしたため、仮説演繹法で正しい診断に辿り着き、全体を省察する」といった形式であった。

　3章②では、先述の形式に加えて、①口腔顔面痛専門外来への紹介例で、紹介元での診断を推定しながら仮説演繹法を行って、第三者として紹介元の診断エラーを探る症例、②パターン認識法と仮説演繹法の結果は同じであるが、患者の解釈モデルが診断、治療方針とズレているため、摺り合わせに手間取った症例、③患者本人の病歴記憶が誤っていたために診断と矛盾する点があり、家族を交えて医療面接した結果、正しい診断に至った症例など、多様な症例を提示する。

Section 2 複数の医療機関を受診するも 原因不明であった歯原性歯痛の2症例

小出恭代 *Yasuyo KOIDE*
日本大学松戸歯学部　有床義歯補綴学講座

⟨ 症例①：症例概要 ⟩

▶**患者**：39歳、男性
▶**職業**：エンジニア
▶**主訴**：左の奥歯が痛い。原因不明の歯痛で紹介
▶**現症**：2年以上前から、突然の痛みと消失を繰り返し、数軒の歯科医院を受診したが原因不明であった。今回は2週間前から痛みが生じ、物を嚙んだときや、上下の歯がぶつかると鈍痛が生じる。鎮痛剤で痛みが少し和らぐ。咬合痛は鈍痛で、消失しているときもあった。日中の

くいしばりの自覚あり、夜間の歯ぎしりを家族に指摘されたことがある
▶**紹介状の内容**：2年以上前より左側臼歯部に咬合痛があり、数軒の歯科医院を受診するもう蝕および歯周疾患の所見は認められない。パノラマおよびデンタルX線写真にて異常所見が認められないことから、歯原性ではないと思われ、紹介するに至った
▶**医科的既往歴**：なし

症例①：パターン認識法 *Pattern Recognition Methods*

　患者の「左の奥歯が痛い」という訴えから、一般的に推定される診断名を上げる（紹介状から紹介医の診断を推察）。

①主訴、症状	②主訴、症状に対するイメージ	③気になる口腔内所見
2年以上前から痛みの発現と消失を繰り返す。今回は2週間前から痛みが生じた 左の奥歯が痛い 物を嚙んだときや上下の歯がぶつかると痛みが生じる	左の奥歯が痛い→歯髄炎、根尖性歯周炎、急性・慢性歯周炎、歯冠・歯根破折・咬合性外傷 2年以上前から痛みの発現と消失を繰り返す。今回は2週間前から痛みが生じた→三叉神経痛、TACs 物を嚙んだときや上下の歯がぶつかると痛みが生じる→歯髄炎、根尖性歯周炎、急性・慢性歯周炎、歯冠・歯根破折・咬合性外傷	歯ぎしりによる咬耗
④思い浮かぶ診断名	⑤確認検査	⑥最終診断
歯髄炎、根尖性歯周炎、急性・慢性歯周炎、歯冠・歯根破折、咬合性外傷、三叉神経痛、TACs	デンタルX線写真 歯周基本検査	非歯原性歯痛 咬合性外傷 原因不明の歯痛

処置と経過 *Progress and treatment*

　下顎左側感染性急性炎症の治療として抗菌薬、消炎鎮痛剤を投与した。

症例①：仮説演繹法 *Hypothetico-deductive method*

　2年以上の慢性経過の歯痛に対して、パターン認識法ではいくつかの歯原性歯痛が思い浮かぶが、通常の歯痛診査では歯原性の根拠がなく否定的であることから非歯原性歯痛を疑った。

　仮説演繹法で鑑別診断をどのように進めたのかを示す。

①歯原性歯痛について再度評価を行う。
②非歯原性疼痛疾患を挙げる。

　頭蓋内占拠性病変、三叉神経痛、炎症性疾患、三叉神経・自律神経性頭痛（TACs）、筋・筋膜性疼痛、神経障害性疼痛を検討する。

ステップ❶ 主訴、症状		ステップ❷ 鑑別診断想起			ステップ❸ 確認		予備診断結果
	医学用語に置換：	これだろうと思う疾患から、見逃してはならない疾患、心因性も考慮する			鑑別診断の確認作業、検査・問診、鑑別診断ごとに検査する		
左の奥歯が痛い 2年以上前から痛みの発現と消失を繰り返す。今回は2週間前から痛みが生じた。ずっと痛い	自発痛 慢性間欠的 数日前は激痛 （NRS：8/10） 現在は鈍痛 （NRS：4/10） 持続痛	見逃してはならない疾患	頭蓋内占拠性病変 二次性三叉神経痛		12脳神経診査 MRI	異常なし 実施せず	×
			上顎洞炎		鼻症状、CT検査	鼻閉感なし、左側上顎洞に陰影あり	×
		この症状で一般的な疾患	歯髄炎、歯髄壊死		電気歯髄診、冷刺激	わずかな反応のみ	△
			根尖性歯周炎		打診／根尖部圧痛	痛みあり／なし	○
			急性・慢性歯周炎		歯周ポケットの確認	歯周ポケットなし	×
					X線画像検査	異常所見なし	
			歯冠・歯根破折 cracked tooth syndrome		破折線確認 X線画像検査	視診にて破折線確認	○
物を噛んだときや上下の歯がぶつかると痛みが生じる 夜間に増悪 鎮痛剤で少し楽になる	咬合痛 夜間増悪 鎮痛薬効果あり		典型的三叉神経痛		トリガーゾーンの確認	発作の誘発なし	×
					MRI	実施せず	
		この例はこの疾患の可能性	神経障害性疼痛		定性感覚検査 痛みの性状確認	感覚異常なし 痛みの性状は異なる	×
		他に考えられる疾患	TACs		痛みの性状確認 自律神経症状の有無	持続時間など一致せず なし	×
			筋・筋膜性疼痛		筋触診と関連痛の確認	筋圧痛・関連痛ともに認められず	×
		心因性	不安障害 身体症状症		医療面接	異常なし	×

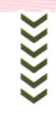

ステップ❹
診断確認・総合検討からの最終診断

　上下顎左側の臼歯を再度検査した。ロールワッテを咬合させたところ、7のみに咬合痛を認めた。歯周ポケットはなく、周囲歯肉に炎症所見を認めなかった。デンタルX線写真では歯冠部に異常所見は認めなかったが、透過光で確認すると7歯冠に破折線を認めた（図1）。

　7に電気歯髄診、冷刺激で弱い反応しかなく、一部歯髄のみがVitalで歯髄壊死の可能性が考えられた。

　2年前からと病歴は長く、2週間前に痛みが再燃し、現在は痛みが軽減していることより、慢性歯髄炎から歯髄壊死、根尖性歯周炎に移行しつつあると診断し、無麻酔下に根管治療を行った。歯冠部（近心頬側）に歯髄腔に及ぶ破折線を認め、遠心頬側根尖部のみに歯髄反応を認めた（図2）。

　根管治療後、痛みが消失した。

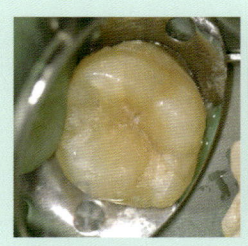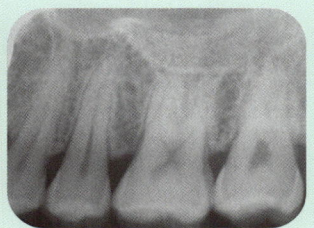

図❶　口腔内写真とデンタルX線写真

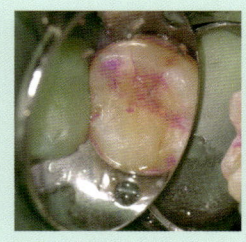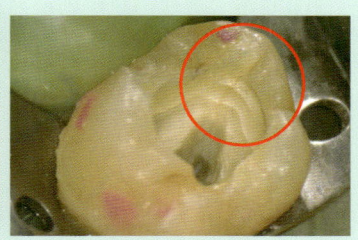

図❷　根管治療時の口腔内写真。歯冠部に歯髄腔に及ぶ破折線を認める

最終診断：7の歯冠破折による歯髄炎、歯髄壊死および根尖性歯周炎

症例①：パターン認識法で診断エラーが生じた理由　*Why did the error occur?*

1．関与した認知バイアス

1）数人の歯科医師が歯に異常所見は認めないと診断したこと、視診、画像所見にて異常を認めなかったことより非歯原性歯痛と判断した（Overconfidenceバイアス）。

2）くいしばりを自覚していること、過去に家族より歯ぎしりを指摘されていること、症状が一時的であることから過重負担を想起した（代表性バイアス）。

3）左側臼歯部に歯痛が生じ、鈍痛であること、病歴が2年以上と長いこと、視診およびデンタルX線写真において、う蝕やう蝕治療歴を認めないこと、歯周組織に異常を認めないことから歯原性歯痛を否定した（確証バイアス）。

2．認知バイアスが入り込みやすかった状況（劣診断状況）

　症状が発現した2年前から2週前までは歯冠部の破折線はごく微少であり、歯髄は生活反応を示していたと推察される。数軒の歯科を受診したが、症状は一時的であったために、継続した診療を受けておらず、すべての歯科では経過観察しての判断ではなく、その場での判断であったために、認知バイアスが入り込みやすかった。

▶**患者**：45歳、女性
▶**職業**：事務職
▶**主訴**：上下顎右側の歯が痛い。最初は上の歯が痛かった（原因不明の歯痛で紹介された）
▶**現症**：右頬〜えら〜顎の痛み。ズキズキ、死ぬほど痛い。ここ数日、痛みがずっと続いていて、夕方にかけて痛みが強くなる。物を噛んでも痛みはない
▶**現病歴**：X−2ヵ月、就寝中に突然、むし歯菌が歯の中の神経まできたかのような激しい痛みで目が覚めた。起床時には痛みが治まっていた。3週間後、再度、就寝中に前回と同様の激しい痛みが発現したため、歯科を予約し1週間後に受診。画像検査、電気歯髄診にて異常なしと言われ、鎮痛薬が処方された

X−1ヵ月、再度痛みが発現し、他歯科を受診し、異常なしと言われ、2日後に大学病院受診。受診時に痛みがなかったこと、視診にて異常が認められなかったことから、痛みがあるときに来院を指示された。肩凝りが強いので顎や頸部の筋肉が原因ではないかと考え、接骨院を受診し、超音波と電気治療を行った。X−2週間、日中に持続痛があるために、悪化しているのではと心配になり、紹介元歯科医院を受診した

紹介元歯科医院にて右側の咬筋、胸鎖乳突筋に圧痛を認めたため、ソフトタイプのナイトガード装着、セルフマッサージを指導されたが、原因不明のために当院を紹介された
▶**医科的既往歴**：なし

症例②：パターン認識法　*Pattern Recognition Methods*

2ヵ月前に突然発症し、上下顎右側の歯、頬〜えら〜顎が痛いという訴えから一般的に推定される診断名を上げる（紹介状から紹介医の診断を推察）。

①主訴、症状	②主訴、症状に対するイメージ	③気になる口腔内所見
2ヵ月前に突然、発症した 就寝中に痛みが発現 最初は上が痛かった 右側上下の歯が痛くなった 右頬〜えら〜顎の痛み。ズキズキする ずっと続くようになり、夕方に痛みが強くなる	夜、就寝中に突然発症→群発頭痛 上下顎右側の歯が痛い。最初は上が痛かった。→歯髄炎、根尖性歯周炎、急性・慢性歯周炎、歯冠・歯根破折、咬合性外傷 右頬〜えら〜顎の痛み。ズキズキする。ずっと続いていて、夕方にかけて痛みが強くなる→歯髄炎、根尖性歯周炎、急性・慢性歯周炎、筋・筋膜性疼痛	とくになし
④思い浮かぶ診断名	**⑤確認検査**	**⑥最終診断**
歯髄炎、根尖性歯周炎、急性・慢性歯周炎、歯冠・歯根破折、咬合性外傷、筋・筋膜性疼痛、群発頭痛	パノラマX線写真：異常なし 歯周基本検査：異常なし	非歯原性疼痛 筋痛障害性顎関節症

症例②：仮説演繹法
Hypothetico-deductive method

仮説演繹法で鑑別診断をどのように進めたかを示す。

①歯原性歯痛について再度評価を行う。

②非歯原性疼痛疾患を挙げる。

頭蓋内占拠性病変、上顎洞炎、群発頭痛、炎症性疾患、筋・筋膜性疼痛、神経障害性疼痛を検討する。

ステップ❶ 主訴、症状		ステップ❷ 鑑別診断想起		ステップ❸ 確認		予備診断結果
	医学用語に置換：	これだろうと思う疾患から、見逃してはならない疾患、心因性も考慮する		鑑別診断の確認作業、検査・問診、鑑別診断ごとに検査する		
2ヵ月前に発症 痛みで起きた	2ヵ月前に発症 痛みによる覚醒あり	見逃してはならない疾患	頭蓋内占拠性病変	12脳神経診査 MRI	異常なし 実施せず	×
			上顎洞炎	鼻症状 CT検査	鼻症状なし	×
上下顎右側の歯が痛い 最初は上が痛かった	上下顎痛み		下顎骨・骨髄炎	画像検査	パノラマ異常なし	×
死ぬほど痛い	自発痛 激痛	この症状で一般的な疾患	歯髄炎、歯髄壊死	上下顎右側歯の電気歯髄診、冷刺激	8異常反応（非常に弱い反応）	△
			根尖性歯周炎	打診、根尖部圧痛	痛みなし	×
			急性・慢性歯周炎	歯周ポケットの確認	歯周ポケットなし	×
右頬〜えら〜顎の痛み ズキズキする	びまん性 拍動性		歯冠・歯根破折	破折線確認	なし	×
ずっと続いていて、夕方にかけて痛みが強くなる	持続性鈍痛 夕方にかけて増悪	この例はこの疾患の可能性	群発頭痛	痛み性状 自律神経症状の有無	持続時間等が異なる 自律神経症状なし	×
鎮痛薬は数時間効く。1日4回服用	鎮痛薬にて寛解あり	他に考えられる疾患	神経障害性疼痛	定性感覚検査 痛み性状確認	感覚異常なし 痛みの性状は異なる	×
			筋・筋膜性疼痛	筋触診と関連痛の確認	右側咬筋および側頭筋に強い圧痛・関連痛を認めた	○
		心因性	不安障害 身体症状症	医療面接	異常なし	×

ステップ❹
診断確認・総合検討からの最終診断

8̲ は電気歯髄診、冷刺激で弱い反応のみで歯髄炎から歯髄壊死に移行したことが疑われ、パノラマX線写真で歯冠部に歯髄腔に及ぶ透過像を認めた（図3）。

2ヵ月前に就寝中に上顎の歯に激痛で発症し、上下顎の間欠的な歯痛となり、右頬〜えら〜顎の拍動性の痛みに変化した原因は、8̲ の歯髄炎から歯髄壊死に移行した結果であると考えられた。また、夕方にかけて強くなる鈍痛は、二次的に生じた筋・筋膜性疼痛と考えられた。

鎮痛薬の処方と筋・筋膜性疼痛に対するセルフケアプログラムを指導し、翌日には紹介元にて抜歯し、1週間後の再来時には激痛は消失していた。

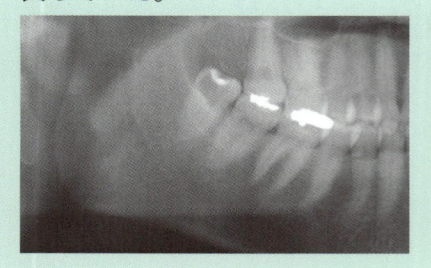

図❸　8̲ パノラマX線写真（拡大）

最終診断：8̲ 歯髄炎、筋・筋膜性疼痛

パターン認識法で診断エラーが生じた理由 *Why did the error occur?*

1．関与した認知バイアス

1）大学病院を含めた数軒の歯科受診で歯には異常がないと診断されたが、痛みが続くので、歯以外を調べてほしいと強く主張し、画像検査などを拒否したため、正しい診査がなされなかった（フレーミング、感情バイアス）。

2）紹介医は、8̲ のう蝕と咬筋、側頭筋の痛みの存在に気づいていたと思われるが、患者の非歯原性歯痛を疑う解釈モデルが強く、痛みの原因であると確信できなかった（確認バイアス、確証バイアス）。

2．認知バイアスが入り込みやすかった状況（劣診断状況）

痛みの発現後、最初に受診した歯科医院でX線写真を撮影したが、8̲ 歯冠部のう蝕が見逃され、大学病院においても歯には異常がないと言われたことから、歯以外が原因であるとの解釈モデルが強くなってしまった。

患者が歯のX線写真撮影を拒否し、頑なに非歯原性の痛み診査を希望していたことから、さまざまな認知バイアスが介入したと推定される。当科の診察時には紹介状に画像検査の添付がなく、検査の必要性を繰り返し説明してようやく撮影し、8̲ のう蝕を発見した。

紹介元にて 8̲ の抜歯の予定があったことから、痛みの原因であることの説明は受けていたと思われる。しかし、患者は 8̲ が原因であることを納得していなかったため、紹介状に記載はなく、患者本人も意識的に話さず、非歯原性疼痛診査を希望していた。

症例省察 *Case Reflection*

症例①、症例②とも、受診した数軒の歯科医院で　歯原性歯痛を否定されていて、紹介医の診断は筆者

に対しても Overconfidence バイアス、アンカリングバイアスとして作用し、診断エラーを誘発させる可能性があった。

症例①は、症状が発現した2年前の歯冠部の破折線はごく微小であり、歯髄刺激が少なく、非常に緩徐に炎症が進行したと推定され、経過中には診断が困難であったと思われる。

症例②では、短期間で数軒の歯科医院を受診し、繰り返し歯原性歯痛の診査を受けていたはずである。しかし、大学病院を含めた最初の数軒の診査結果から、「歯には異常がない」との患者の解釈モデルができあがり、当科受診時の様子から推定するに、そ

の後の歯の診査を半ば拒否していたと思われる。8のう蝕による歯髄炎というごく一般的な歯原性歯痛であったが、最初の診断が誤ったこと、それによる解釈モデルが歯の診査を遠ざけてしまったことが、さらなる診断エラーを招いた。

どちらの症例も最終診断は歯原性であったが、劣状況で、認知バイアスが介入しやすく、診断エラーを起こしやすい症例であった。診断に迷った際は、前医の情報を無条件に信じることなく、また、患者の解釈モデルを安易に受け入れることなく、医療面接をしっかりと行って仮説演繹法を用いた診断をする必要がある。

Dr. 和嶋の診断エラーを防ぐためのアドバイス

診断に手間取った歯原性歯痛の2症例であった。2症例とも、最終的には歯原性歯痛が急性化して典型的な症状を呈したことから、一見、簡単に診断できたように思えるが、それは前医の診断・治療経過などの情報を有効に活用したからこそである。

また、初発から急性化までの経過を俯瞰すると、それぞれの疾患に共通した経過であり、難しい診断ではなくなる。しかし、これもまた「岡目八目」であり、全経過を把握できてこその診断である。

●症例①

発症から2年経過していて、その間に痛み期とまったく症状のない寛解期を繰り返している。このパターンから想起される疾患は典型的三叉神経痛、群発頭痛、そして、和嶋命名の「慢性部分性移動性歯髄炎」であり修復処置後に起こることが多い。類似の症状を呈するもう1つの原因がcracked tooth syndrome といわれる、歯冠破折が歯髄に達したことにより生じる非常に診断の困難な歯髄病態である。

痛み期にトリガーゾーンがないことから三叉神経痛が除外され、夜間の就寝中の発作痛は類似するが自律神経症状がないこと、痛み期の期間が短

いことなどから群発頭痛が否定され、慢性部分性移動性歯髄炎が残る。そして、補綴修復がない場合には破折の有無を透過光やメチレンブルー染色試験で確認することが大切である。

●症例②

診断エラーの原因は、最初に診た歯科での8の大きな、歯冠部全体に拡がったう蝕の見逃しに尽きる。あってはならないことながら、パノラマX線写真を診ると歯冠の概形が保たれ、歯槽骨頂線とう蝕の境界が重なっていることから、臨床では起こり得るともいえる。

初期の数軒の医療機関での口腔内、X線写真には異常がないという診断が患者の解釈モデルを作り上げ、患者自身の関心は非歯原性に向いた。それ以降の歯科医院で、歯以外の原因を探してほしいと要求するに至り、8のう蝕、歯髄炎からかけ離れた方向にどんどん進んでしまった。患者が解釈モデルから具体的病名まで訴えると、医療者は冷静な判断ができなくなり、認知バイアスが入り込む。そして、正しい診断に擦り合わせるべきところが、間違った方向に引きずり込まれてしまい、診断エラーとなる。

心臓性歯痛を歯周炎および筋・筋膜性疼痛と間違えた症例

Section 3

黄地健仁 *Takehito OUCHI*
東京歯科大学　生理学講座

＜ 症例概要 ＞

▶**患者**：55歳、男性（会社員）
▶**主訴**：下顎左右側の奥歯に鈍い痛みがある。痛いときとそうでないときがある
▶**現病歴**：以前から歯周炎に罹患していることを指摘されていたが、約1ヵ月前から下顎左右側の臼歯部に疼痛を自覚した。疼痛は持続的ではなく、不規則にときどき生じる
▶**口腔内所見**：下顎大臼歯部歯肉にやや発赤所見あり、う蝕などは認められない
▶**その他**：喫煙歴あり、飲酒歴あり

パターン認識法 *Pattern Recognition Methods*

患者の「下顎左右側の奥歯に鈍い痛みがある。痛いときとそうでないときがある」という訴えから、一般的に推定される診断名を挙げる。

①主訴、症状	②主訴、症状に対するイメージ	③気になる口腔内所見
下顎左右側の奥歯に鈍い痛みがある痛いときとそうでないときがある	下顎左右側に生じる→慢性歯周炎 鈍い痛み→慢性歯周炎、筋・筋膜性疼痛	歯肉に発赤がある くいしばりの自覚がある

④思い浮かぶ診断名	⑤確認検査	⑥最終診断
慢性歯周炎 筋・筋膜性疼痛	打診痛なし 中等度歯周ポケットあり プロービングにより下顎大臼歯部歯肉に出血と一部プロービング時に疼痛あり 両側咬筋の圧痛あり	慢性歯周炎 筋・筋膜性疼痛

　歯周基本治療により歯周炎は改善し、歯肉出血を認めなくなった。また、くいしばりの自覚と防止、筋マッサージにより筋圧痛も軽くなった。しかし、主訴の鈍痛は生じると訴えがあった。

●再診査結果

　歯周基本治療により歯肉炎が改善し、また筋痛も

軽快傾向にあったが、歯痛は改善しないため、歯周炎と両側咬筋の筋・筋膜性疼痛の可能性はないと判断した。

仮説演繹法　*Hypothetico-deductive method*

　パターン認識法で診断エラーが生じた。そこで、振り出しに戻って分析的診断として仮説演繹法を行い、再検討した。

①上顎を含めて歯原性歯痛はないかすべての歯を疑う。
②非歯原性歯痛を想起する。悪性疾患、顎骨骨髄炎、心臓性歯痛、神経障害性疼痛などが該当する。

ステップ❶ 主訴、症状		ステップ❷ 鑑別診断想起		ステップ❸ 確認		
		これだろうと思う疾患から、見逃してはならない疾患、心因性も考慮する		鑑別診断の確認作業、検査・問診、鑑別診断ごとに検査する		予備診断結果
鈍い痛みである 不定期に痛みがでる	医学用語に置換: 自発痛 鈍痛 間欠痛	見逃してはならない疾患	脳腫瘍	12脳神経診査	感覚障害なし	×
			顎骨骨髄炎	画像検査	異常なし	×
			下顎骨悪性腫瘍	画像検査／病理検査	異常なし	×
			巨細胞性動脈炎	血液検査／病理検査	異常なし、顎跛行なし	×
			心臓性歯痛	心電図、痛み性状確認	運動時・飲酒時痛あり胸部痛あり、持続時間15分程度	△
		この症状で一般的な疾患	辺縁性歯周組織炎	歯周検査X線画像検査	中等度歯周ポケットあり、プロービング時に、痛みと出血があったが、改善した	×
			筋・筋膜性疼痛	筋触診	筋触診で圧痛があったが改善した	×
		この例はこの疾患の可能性	神経障害性疼痛	感覚検査痛み性状確認	感覚異常なし、痛みの性状が異なる	×
		他に考えられる疾患	三叉神経痛	痛み性状確認	鈍痛のため該当しないトリガーポイントがない持続時間などが異なる	×
		心因性	不安障害身体症状症	医療面接	症状の訴えに違和感なし一貫性があり、論理的	×

ステップ❹
診断確認・総合検討からの最終診断

　上下顎左右側、すべての歯を再度、歯周検査した。歯周ポケットの残存は認める部分があったが、検査時の疼痛や著明なプロービング時の出血は認められなかった。

　また、咬筋筋圧痛に対して噛みしめの自覚と防止等のセルフケア指導の結果、筋圧痛は軽快している。もともと主訴の痛みとは似ていなかった。

　再度、問診を実施し、痛みの性状、増悪因子や軽快因子を確認したところ、運動後や飲酒時に何ともいえない嫌な感じの歯の痛みが発症し、締め付けられるような胸の痛みも合併する。10〜15分ほど安静にしていると痛みは軽減することがわかった。

　心臓性歯痛を疑い内科受診を勧め、精密検査を受けた。その結果、労作性狭心症と診断され、内科での加療により歯痛発作が消失したことから、歯痛は心臓性歯痛と診断した。

最終診断：心臓性歯痛

パターン認識法で診断エラーが生じた理由 *Why did the error occur?*

1．関与した認知バイアス

1）第一印象による初期仮説

　下顎左右側臼歯部に歯痛が生じ、鈍い痛みである訴えと歯周組織検査、筋触診結果から、歯周炎と筋・筋膜性疼痛を想起した（代表性バイアス、利用可能バイアス）。

2）思考過程の早期に普遍的な症状に固執してしまい、初期情報だけに重きをおく

　患者が下顎の歯が痛いと訴えたため、歯原性の痛みと考えてしまった（アンカリングバイアス、固着性バイアス）。

3）他の疾患の可能性を考えることをやめる

　主訴を訴えた際、歯周組織に中等度のポケットを認めたため歯周炎を、また筋触診時に咬筋部に筋圧痛を認めたので筋・筋膜性疼痛を想起して、その他は調べなかった（早期閉鎖）。

4）初期仮説の誤りによって結果的に診断エラーとなった

　検査結果による歯周炎と筋・筋膜性疼痛の初期仮説が診断となってしまった。

2．認知バイアスが入り込みやすかった状況（劣診断状況）

　患者が下顎左右側大臼歯部の歯痛を訴え、歯周検査で下顎臼歯部に中等度の歯周ポケットを認めた。さらに、両側の咬筋部は噛みしめ時に肥大を認め、筋触診により圧痛が認められた。その状況から、歯周炎と筋・筋膜性疼痛の併発という初期仮説が想起された。

　それに加えて、患者の「下顎の鈍い痛み」という訴えがはっきりし、局所診査でもその痛みを裏づける所見があったために、アンカリング、固着性バイアスが二重、三重に入り込み、誤った初期仮説が確定されてしまった。

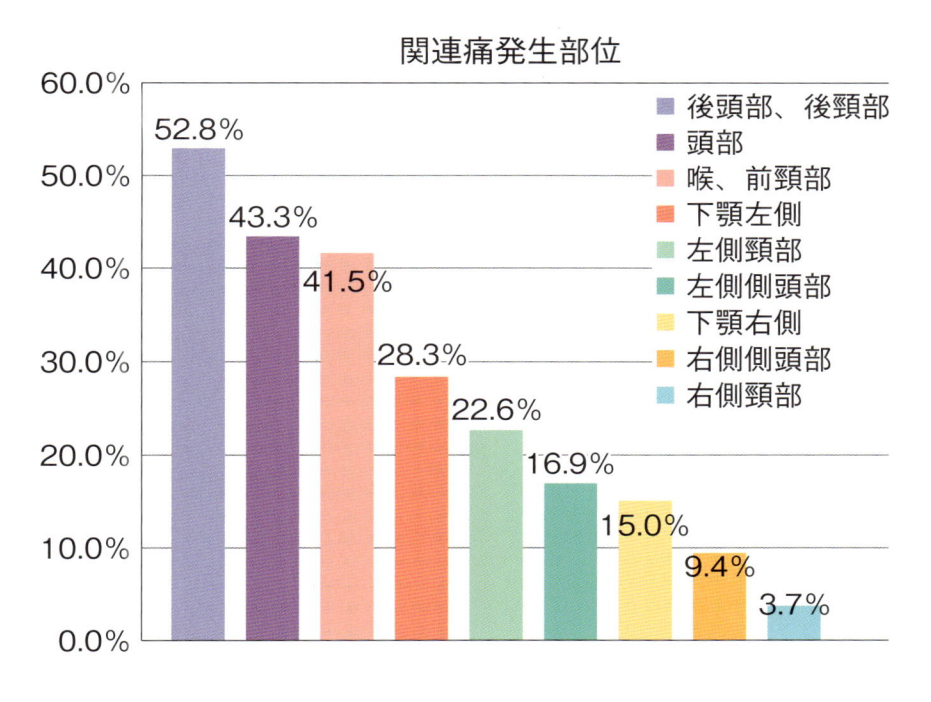

図❶ 心臓痛の頭頸部関連痛の部位 (参考文献[2] より引用改変)

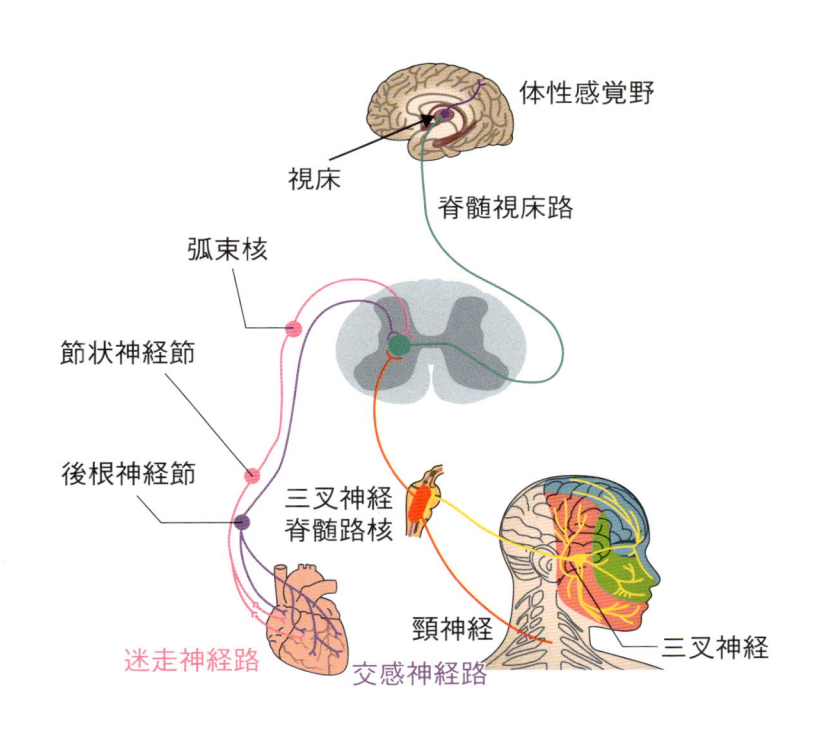

図❷ 心臓痛の頭頸部関連痛のメカニズム (参考文献[3] より引用改変)

症例省察

Case Reflection

　本症例は心臓性歯痛という、非常に稀で筆者が経験したことのない疾患であったために、早期に歯周炎と筋・筋膜性疼痛と診断エラーしてしまった（図1、2）。改めて行った問診で、運動時や飲酒時に

歯痛が発症することが判明した。患者自身も、歯の痛みの引き金にそのような生活上の情報は関係ないと考えていたため、最初の問診時には話さなかったとのことであった。

歯痛の原因は歯原性歯痛と非歯原性歯痛があり、非歯原性歯痛には筋・筋膜性疼痛をはじめ、脳腫瘍や今回の虚血性心疾患など全身疾患に由来する歯痛もある。そのため、初診時に非歯原性歯痛も念頭において問診、診査すべきであった。

「痛みが不定期である」という患者の訴えにもかかわらず、歯周炎と筋・筋膜性疼痛という発症様式の異なる2つの疾患に固執してしまった。そして、初期治療により歯周炎と筋痛が改善したにもかかわらず、主訴の不定期な痛みが改善しなかったことで診断エラーに気づき、仮説演繹法による再評価に繋がった。

パターン認識法では歯科医師の経験に応じた初期仮説が想起される。そこにはいくつかの認知バイアスが入り込んでいることが多い。診断エラーを防ぐために、仮説演繹法によって分析的診断を補助的に並行して進める必要がある。また、痛みや疾患に対する広い知識が必要である。

虚血性心疾患の際の関連痛は、心臓の解剖学的位置から左側に起こりやすい認識があるが、顎の痛み、歯痛は両側に生じることが多い。また胸部に痛みが生じずに、歯痛や口腔顔面痛のみを自覚する症状もあることから注意が必要であることを学修した。

一度間違えた症例は記憶に残りやすく、さらになぜ間違えたかを分析することにより、知識、経験を自身の臨床にフィードバックすることができる。心臓性歯痛に関する診断エラーの原因を解決するための改善点をあきらかにして、次に備えることで本症例の「省察」とする。

【参考文献】

1）村岡 渡，他：急性冠症候群により生じた口腔顔面痛の2例. 日本口腔顔面痛学会雑誌，1（1）：47-53，2008.

2）Bakhshi M: Frequency of craniofacial pain in patients with ischemic heart disease. J Clin Exp Dent, 9(1): e91-e95, 2017.

3）Mahta Fazlyab: Craniofacial Pain as the Sole Sign of Prodromal Angina and Acute Coronary Syndrome: A Review and Report of a Rare Case. Iran Endod J, 10(4): 274–280, 2015.

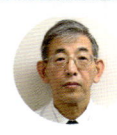

Dr. 和嶋の診断エラーを防ぐためのアドバイス

虚血性心疾患は、成人で頻度の高い致命的疾患であり、胸痛に加えて左腕、左肩に関連痛を生じることが知られている。身体活動後に疼痛が誘発され、15～30分安静にすることにより緩和される場合は、心臓に起因する痛みの所見である。さらに頭頸部口腔顔面領域、歯や歯肉にも関連痛が生じることから、歯科医師にとっても必須の知識である。

虚血性心疾患の患者のなかで15～40％が頭頸部口腔顔面痛を認め、そのうち0～15％では典型的な胸痛、左腕、左肩の痛み症状を伴わず、頭頸部口腔顔面痛が虚血性心疾患の唯一の症状であったと報告されている。頭頸部口腔顔面領域でどこに関連痛が出るかの頻度は報告により異なるが、図1のように頸部から頭部まで幅広く生じるといわれている。この研究では後頭部、後頸部が最も多く、頭部、喉・前頸部に次いで、下顎左側（28.3％）、下顎右側（15.0％）で、有意に左側に多いが、右側にも生じることが報告されている。その他に左右の頸部、左右の側頭部に生じることが報告されていて、上顎に生じるものは報告されていない。

関連痛のメカニズムは、通常は求心性の感覚神経が二次神経で収束することである

が、心臓と頭頸部には解剖学的に感覚神経の収束は認められないことから、求心性感覚神経の収束では説明できない。迷走神経性心臓求心性線維が孤束路核と第1、第2頸神経脊髄分節、三叉神経脊髄路核を介した収束により、頭頸部口腔顔面の広い範囲に関連痛を生じると考えられる。

歯痛を訴える患者を診査して、う蝕や歯周炎が認められると代表性バイアスにより歯原性歯痛を、さらに口腔顔面痛診査で筋圧痛が認められると、やはり筋・筋膜性疼痛を初期仮説としてしまう。複数の初期仮説が想起されると、そこで早期閉鎖が起こりがちであるが、その診断で患者の症状のすべてを説明できるか？　という整合性確認をすることを勧める。整合性に矛盾を感じたならば、先入観を捨てて、詳細な問診を行うことが正しい診断を引き寄せることになる。

頭頸部口腔顔面領域の痛みが生命を脅かす疾患の表れであることを考えると、歯科医師は、このような心臓に起因する非典型的な症状を発見する重要な役割を担っており、誤った歯科治療により適切な診療の遅れを生じさせないために、心臓性歯痛の症状を十分に認識する必要がある。

無疱疹性帯状疱疹による歯痛を歯髄炎と間違えた症例

大塚友乃 *Tomono OHTSUKA*
山王病院　歯科・インプラントセンター

＜ 症例概要 ＞

▶**患者**：58歳、男性

▶**職業**：会社経営、新型コロナウイルスの影響で経営が窮地に立たされ、大きなストレス状況

▶**主訴**：上顎左側臼歯部の疼痛、下顎左側臼歯部歯肉の違和感、舌のピリピリ感としびれ

▶**現病歴**：

● 5月9日；出張中に、突然、左側頬部～後方にかけて激痛が生じた

● 5月10日；疼痛が増悪し、夜間は眠れないほどに。出張中で病院受診が困難で、自前の NSAIDs を内服するが効果なし

● 5月12日；左側頬部の疼痛と上顎左側臼歯の咬合時痛を自覚。歯が原因ではないかと考え、出張から帰宅後にかかりつけ医を受診。|6 に打診痛を認め、歯髄炎と診断され抜髄を受けた

● 5月14日；|6 の疼痛はやや軽減。しかし、その後、下顎左側臼歯部歯肉に違和感と左側舌縁の疼痛が生じる

● 5月15日；舌の疼痛はオトガイ部にひびくような違和感が生ずるまで拡大増悪した。|6 の疼痛は軽減したため根管充填を施行。しかし、その他の症状が拡大傾向にあるため、診察依頼された

▶**現症**：（5月17日）

● 痛みの自覚症状

診察時の痛み自覚症状；|6 に1日3～4回の自発痛、咬合時痛も認める。違和感、重い感じ（ズーン）も認める。オトガイ部皮膚に違和感を認める。舌背部中央、左側舌縁に軽度の自発痛、ピリピリ感あり、会話で痛みが誘発される、また、|6 が痛くなると舌も痛くなる

▶**口腔外所見**

・筋触診で両側咬筋、側頭筋に圧痛あり、関連痛として上顎左側大臼歯部に痛み

・開口障害なし

・顎下リンパ節の腫脹あり

・12脳神経検査、三叉神経以外異常なし

・発熱なし、数日前まで37℃台の微熱があった

▶**口腔内所見**（図1）

・|6：抜髄後根管充填終了、打診痛を認める。周囲歯肉に発赤、腫脹はないが、Allodynia を認める

・|6 7：咬合時痛、打診痛はなし、周囲歯肉に Dysesthesia を認める

・舌背部中央、左舌縁に知覚鈍麻を認める

・下顎左側前歯部頬側歯肉に Dysesthesia を認める

・その他、異常なし

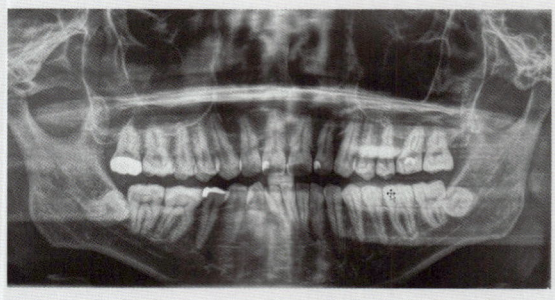

図❶　初診時のパノラマ X 線写真

6 歯髄炎の診断で抜髄したが痛み症状が改善せず、上下顎左側、左側舌縁に感覚異常が出現し増悪傾向にあった。現症診査で感覚障害などの非歯原性歯痛を示唆する症状が認められたので、初発時の症状を推定して仮説演繹法で再検討した。

① 医療面接で紹介医から報告された経過、患者の訴えや症状を丁寧に聞き出す。

② 疼痛の部位が数箇所あり、それぞれについて経過と疼痛の質、歯や歯周組織を調べ、歯原性も再確認する。

③ 非歯原性歯痛の可能性として筋・筋膜性疼痛、上顎洞炎、神経障害性疼痛（帯状疱疹後神経痛、持続性疼痛を伴う典型的三叉神経痛）、精神疾患に伴う疼痛などが挙げられる。

ステップ❶ 主訴、症状		ステップ❷ 鑑別診断想起		ステップ❸ 確認		予備診断結果
	医学用語に置換：	これだろうと思う疾患から、見逃してはならない疾患、心因性も考慮する		鑑別診断の確認作業、検査・問診、鑑別診断ごとに検査する		
初発症状が頬部の激痛	頬部痛	見逃してはならない疾患	占拠性病変による2次性三叉神経痛	12脳神経診査 画像検査：CT、MRI	12脳神経診査：三叉神経以外異常なし	×
NSAIDs非奏効	激痛		顎骨悪性腫瘍		CT、MRI：異常なし	×
6 の疼痛	非炎症性疼痛	この症状で一般的な疾患	持続性疼痛を伴う典型的三叉神経痛	トリガーゾーンの有無 MRI三叉神経の血管の圧迫所見 外傷の既往 感覚検査	トリガーゾーンなし 圧迫所見なし	×
抜髄後軽度自発痛、打診痛	左上大臼歯の自発痛、打診痛、鈍痛		外傷後有痛性三叉神経ニューロパチー		最近の外傷の既往なし 感覚異常あり	×
周囲歯肉の違和感	左下臼歯部の自発痛、鈍痛	この例はこの疾患の可能性	左側三叉神経第二枝、三枝領域の帯状疱疹	帯状疱疹の既往、感覚検査	帯状疱疹の既往不明 三叉神経領域の感覚異常あり、歯肉のAllodynia、Dysesthesia	○
6 7 に疼痛、打診痛は認めない、重い、夕方に症状増悪	日内変動 舌の持続痛と知覚鈍麻					
舌背～左側舌縁部に疼痛、ピリピリ、しびれ感 会話していると疼痛増悪	ピリピリ しびれ感 誘発痛	他に考えられる疾患	歯原性歯痛 6 歯根破折	臨床症状の確認 画像検査歯科用CT 診断的麻酔	6 打診痛あり CT破折線不明瞭 診断的麻酔：自発痛変わらず	△
			筋・筋膜性疼痛	筋触診、関連痛の有無	左側咬筋、側頭筋に圧痛あり、関連痛あり	○
左側オトガイ周囲に違和感、ジーンとした感じ	左側オトガイ部感覚異常		舌痛症	カンジタ培養検査 感覚検査	カンジタ培養：陰性 左側舌縁にDysesthesia	△
		心因性	心理社会的因子による歯痛	医療面接 心理テスト	症状の訴えに違和感がなく、一貫性があり論理的	×

ステップ❹
診断確認・総合検討からの最終診断

改めて各々の症状に対する診査を進めた結果、可能性のある病態は、歯原性歯痛（歯冠破折）、帯状疱疹、舌痛症、筋・筋膜性疼痛の４つに絞られた。

CBCTで、|6 に歯根破折らしき像が見られたので、確認のため周囲歯肉に診断的浸潤麻酔を行った。打診痛は消失し、周囲歯肉のAllodyniaは軽減するが、自発痛が消失しないことから歯根破折は棄却された。

舌の痛みは左側に限局しており、感覚鈍麻があることから神経障害が疑われた。

左側側頭筋、咬筋に圧痛と関連痛が誘発され、上顎左側大臼歯部痛が再現されることから、筋・筋膜性疼痛の可能性が残った。しかし、初発の激痛は筋・筋膜性疼痛によるとは考えられず、主病態ではないと考えられた。

総合的に検討すると、左側上下の歯肉にAllodyniaとDysesthesia、舌中央部、左側縁に感覚鈍麻を認め、神経障害が疑われた。顔面、口腔内に発赤、水疱形成やびらんなどの典型的な症状は認められないが、症状はすべて三叉神経左側第２枝、第３枝に限局していることと、痛みの性状、微熱があったこと、顎下リンパ節の腫脹があったことなど、急激な症状変化から、三叉神経第２枝、第３枝の帯状疱疹の可能性が高いと判断した。

最終診断：左側三叉神経第２枝、第３枝の無疱疹性帯状疱疹による歯痛、左側咬筋、側頭筋の筋・筋膜性疼痛

前医の診断エラーに関連した認知バイアス
Cognitive biases associated with previous physician diagnostic errors

前医は、全顎に認められる強い咬耗と、多くの歯にクラックがあること、そして|6 にもクラックが認められることから、パターン認識法で歯根破折により歯髄炎から歯髄壊死へと進行して激痛が生じたと診断したようである。

帯状疱疹による歯痛と通常の急性歯髄炎は痛みの質、「NSAIDs の効果がない」こと、「眠れないほどの激痛だ」という患者の自覚症状だけで区別することは難しく、代表性バイアスにより歯髄炎と診断したと思われる。

帯状疱疹の臨床症状は、「皮膚分節に沿って生じる片側の皮膚・粘膜症状」と「神経痛様の疼痛」の２つに特徴づけられる。とくに口腔内では、歯肉や口唇粘膜に水疱・びらん・潰瘍の形成を認め、それを伴う疼痛という印象が強いが、本症例では皮膚・粘膜症状がなく、神経痛様の痛みのみであったために、確証バイアスにより感覚検査などの必要性が認められず、パターン認識法で診断された歯髄炎として抜髄処置が行われたと考えられる。

帯状疱疹により歯髄痛が生じたことの解釈モデルの修正
Revised interpretation model of pulpal pain caused by herpes zoster

患者は、前医から歯冠破折に由来した歯髄炎で抜髄したと説明を受けて、理解し納得していた。そこに帯状疱疹による歯痛であったことを説明したため、最初は理解できず、納得できない様子であった。

通常の帯状疱疹であれば、痛み発生から数日経過して、神経分布領域に沿って疱疹が生じる典型的症

1）歯髄に分布している神経が中枢側で帯状疱疹ウイルスにより刺激を受けている場合
2）ウイルスが歯髄に入り込み、歯髄炎を生じ壊死する場合

図❷　帯状疱疹ウイルスが感染した際の歯痛発生メカニズム

状から容易に診断されるが、今回は無疱疹性という特徴的な疱疹を欠いた病状であったことから、帯状疱疹自体の診断が難しく、それによる歯痛の診断がいっそう困難であったことを説明した。

三叉神経の第2枝、第3枝に帯状疱疹ウイルスが感染した際の歯痛の発生メカニズムは、別記の通り2つある（図2）。

両者の場合とも歯髄のみではなく、歯周組織に分布する神経も刺激を受けて感作されることもあり、歯周組織の Allodynia、Dysesthesia として咬合時痛、打診痛などの歯周組織症状を生ずると、歯原性歯痛と鑑別することが非常に困難となる。

本症例は時間経過とともに、当該歯の周囲歯肉、粘膜に Allodynia、Dysesthesia などの異常感覚が生じ、舌、オトガイ部にも異常感覚が生じたために正しい診断に至ったことを説明し、納得が得られた。

症例省察　　　　　*Case Reflection*

筆者が初診で診察し、パターン認識した際は歯痛とともに咬合時痛、打診痛などの症状がある状況で、歯髄炎で抜髄処置後に残った刺激反応以外の病態が思い浮かばなかった。とくに帯状疱疹はまったく想起できなかった。

仮説演繹法のステップ2で、「見逃してはならない疾患、この症状で一般的な疾患、この症例はこの疾患の可能性、他に考えられる疾患、心因性」の枠組みのなかで鑑別疾患を想起することで、感覚障害から帯状疱疹が浮かんだ。通常、"帯状疱疹性歯痛"は約1週間の持続性激痛とその間に疱疹が出現し、自壊してびらんになる典型的症状によって帯状疱疹が診断され、それに伴う歯痛として比較的容易に確認できる症状である。

しかし、本症例のように無疱疹性の場合、疼痛の経過と痛み以外の感覚障害から有痛性三叉神経ニューロパチーは想起されても、疱疹がないことから帯状疱疹は想起されず、無疱疹性帯状疱疹の診断は非常に困難であった。

帯状疱疹の本態は帯状疱疹ウイルスによる急性再帰感染で末梢神経が傷害されることであり、全身症状として発熱、リンパ節腫脹を伴う。末梢神経障害により、帯状疱疹後神経痛になる以前に Allodynia、Dysesthesia などの神経障害性疼痛に共通する臨床症状を呈する。

一方、歯の自発痛、咬合時痛、打診痛が揃うと歯原性歯痛から抜け出すことは非常に困難であるが、自発痛、咬合時痛、打診痛は歯周組織の炎症によるものではなく、歯周組織分布の感覚神経がウイルスで刺激された結果であると考えると、帯状疱疹性歯痛の診断が受け入れられる。また、以下のような解釈が生まれ、治療法選択の参考となる。

● 歯の自発痛

歯髄に分布している神経が帯状疱疹ウイルスにより刺激を受けて生じている。ウイルスが歯髄内に侵入せず、消失すれば歯髄は元に戻る可能性があるので、抜髄は不要の可能性がある。

● 一時的打診痛、咬合時痛

打診痛、咬合時痛は歯根膜の炎症状反応として生じる。

● 継続する打診痛、咬合時痛

歯根膜に Allodynia が生じれば、数ヵ月残る可能性が高い。

表❶ 神経障害性疼痛で用いられる用語とその意味

	感覚異常の種類	症状、検査法
鈍い感覚	**感覚脱失** Anaesthesia	感覚の完全喪失
	触覚鈍麻 Hypoesthsia	触刺激に対する感受性低下 綿棒で触られている感じを反対側と比べて鈍い
	痛覚鈍麻 Hypoalgesia	痛みを感じる刺激による反応が弱い ピン、針で刺激した時の痛みが弱い
過敏な感覚	**感覚過敏** Hyperesthesia	刺激に対する感覚全般の亢進　閾値低下と反応性亢進
	痛覚過敏 Hyperalgesi	痛みを感じる刺激で誘発される痛み反応が、通常よりも強い ピン、針で刺激した時の痛みが強く感じる
	アロディニア Allodynia	通常では痛みを生じない程度の刺激によって生ずる痛み感覚 綿棒さすった時に痛みを感じる
	ディセステジア Dysesthesia	自発性または誘発性に生ずる不快な異常感覚 ビリビリ、ジリジリとした嫌な感覚、触れたときの嫌な感覚
	パレステジア Paresthesia	自発性または誘発性に生ずる異常感覚、錯感覚 異常な感覚であるが不快でない、嫌な感じではない。触れたときの変な感覚

　帯状疱疹では痛みが急激に増悪し、原因がわからないと焦りを感じるが、仮説演繹法で丁寧な問診と詳細な診査を行い、鑑別診断を想起して状況を整理することによって、診断できた。

　参考として、神経障害性疼痛理解のために感覚異常の解説を**表1**に提示する。

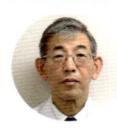

Dr. 和嶋の診断エラーを防ぐためのアドバイス

　帯状疱疹は、特徴的な皮膚、粘膜症状に先行して、前駆痛として侵害受容性疼痛である神経炎による痛みが生じ、その後に皮膚、粘膜症状として疱疹が現れ、痛みはいっそう強くなる。三叉神経第2、3枝に罹患した場合には、前駆痛として歯痛が先行することがあり、数日で急激に症状が進行するのが特徴である。持続性のピリピリと刺すような痛みで、夜も眠れないほど激しい場合がある。その痛みは歯髄炎に類似するが、う窩、破折などは認められず、初期には咬合時痛、打診痛はなく、冷刺激痛もないことから歯原性とは診断しないはずであるが、各種の認知バイアスが介入することによって歯原性と診断されることもある。

　口腔顔面痛専門医に望まれるのは、皮膚に疱疹が出る前の口腔内の痛みから帯状疱疹の疑いを想起できることである。

　前駆痛に続いて、皮膚、粘膜症状が現れるころには、神経炎により生じた神経障害性の痛みも加わって、より複雑な痛み症状となり、持続性疼痛に加えて発作痛が生じることもある。自発痛に加えて歯肉粘膜にアロディニア（Allodynia：触っただけで痛い）、ディセステジア（Dysesthesia：自発性、擦過刺激で嫌な感じがする）などの感覚異常が生じ、神経障害性の特徴があきらかになり、神経障害性疼痛が想起される。

　皮膚、口腔内に疱疹が出現すると診断は容易であるが、本症例のように口腔内にも顔面にも疱疹の生じない無疱疹の場合があり、診断は非常に難しい。無疱疹性帯状疱疹の症状が三叉神経領域に生じた場合には、突発的に痛み症状が生じ、約1週間で炎症性の痛みから歯原性ではあり得ない歯肉、粘膜、皮膚の感覚障害を呈する神経障害性に急激に進行する経過から帯状疱疹を想起することができる。

　急性期の強い痛みが治まっても、感覚障害は数ヵ月続くことがあり、さらに3ヵ月以上続いている場合には帯状疱疹後神経痛に移行したと考えられる。帯状疱疹による一連の痛み症状は、疱疹発症前に生じる痛み（前駆痛または先行痛）および帯状疱疹急性期の痛み（帯状疱疹痛）がある。これらはおもに炎症性の痛みで、侵害受容性疼痛である。慢性期の神経痛の痛み（帯状疱疹後神経痛）も含めて、帯状疱疹関連痛（zoster-associated pain：ZAP）と呼ぶ。帯状疱疹関連痛では病期を考慮し、それぞれの痛みのメカニズムに有効な薬剤選択が必要である。

歯痛で口腔顔面痛専門外来を受診し、ラムゼイハント症候群後遺症が判明した症例

飯沼英人 *Hideto IINUMA*
北海道・風の杜歯科　口腔顔面痛クリニック

和嶋浩一 *Koichi WAJIMA*
東京都・元赤坂デンタルクリニック　口腔顔面痛センター

⟨ 症例概要 ⟩

▶**患者**：48歳、女性

▶**主訴**：右顔面痛、頬部痛、耳痛、聴力低下、アゴ、歯が痛い（図1）

▶**既往歴**：生来健康で、30歳代までスポーツ選手であった

▶**現病歴**：1年前に右側耳痛があり、耳鼻科で帯状疱疹の診断で投薬を受ける。顔面神経麻痺はないと言われた。一時、痛みは収まったが、1〜2ヵ月で耳痛が再燃。右側の聴覚低下と耳が詰まった感じが続き、治療を受けるも改善せず

● 他院耳鼻科、ペインクリニック受診、投薬治療を受けたが、改善せず。原因不明と言われた

● 6ヵ月前に 6 の治療を受け、ジルコニア冠を装着した後、しばらくしみていた

● その後、数回、歯痛が生じて、主治医を受診したが、異常は認められないと言われた

● 2週間前、食事中に激痛、顔の痛みで眠れなかった。その後、歯が痛くて食事しにくい。舌が触れると痛い。ズキズキ、ビーンと電気が走る感じ

● 翌日に病院脳神経外科を受診。MRI 異常なし

● 3日前から、強い痛みが消えて、耳の持続性鈍痛が続いている

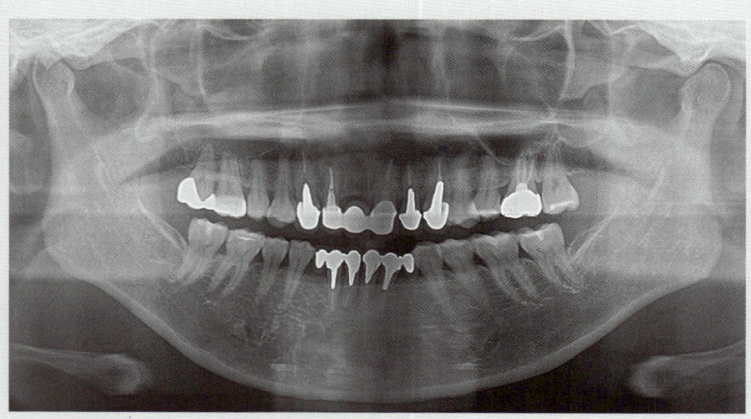

図❶　初診時のパノラマX線写真

口腔顔面痛専門医のパターン認識法
Pattern recognition methods for orofacial pain specialists

　患者の「右顔面痛、頬部痛、耳痛、聴力低下、アゴ、歯が痛い」という訴えから、一般的に想起される診断名を挙げる。患者の書いた疼痛構造化問診票（**表1**）をもとに医療面接をしながら考えたことで、なかば仮説演繹法になっている。

表❶ 疼痛構造化問診票

1：部位	右顔面痛、頬部痛、耳痛、聴力低下、アゴの痛み、歯が痛い
2：発現状況	1年前に耳の激痛、帯状疱疹で治療。2週間前に食事中に激痛。顔の痛みで眠れず、3日前から痛みなし。
3：経過	脳外科を受診したが、MRI 異常なし
4：痛みの質	耳に持続性鈍痛。舌で歯に触ると痛い。ズキズキ、ビーンと電気が走る感じ
5：痛みの程度	
6：頻度	耳痛は持続性。とくに食事の際、顔面、歯痛がある
7：持続時間	耳痛は持続性。食事のとき一瞬ズキンと歯痛
8：時間的特徴	とくにない
9：増悪因子	食事のとき、歯に触ると強い痛み
10：緩和因子	冷やすと歯痛が和らいでいた
11：随伴症状	耳の聞こえが悪い、耳鳴りがする
12：疼痛時行動	ジーっとしている

①主訴、症状	②主訴、症状に対するイメージ	③気になる口腔内所見
右顔面痛、頬部痛、耳痛、聴力低下、アゴ痛、歯痛	現病歴で1年前に耳部の帯状疱疹発症とその後の耳痛、聴力低下の持続 → 初発はラムゼイハント（Ramsay Hunt）症候群が疑われ、その後遺症ではないか 2週間前に突然、食事中に激痛、歯に接触痛、3日前に強い痛みが消えた 6ヵ月前に 6| にジルコニア冠装着 →補綴後の慢性歯髄炎の急性化と歯髄壊死	初発をラムゼイハント症候群とした場合、なぜ顔面神経麻痺が起こらなかったのか。ラムゼイハント症候群の他の後遺症は残っていないか 6ヵ月前に 6| にジルコニア冠装着後、しばらくの間しみていて、その後数回、間歇的に痛くなっている、そのときに打診痛はなかったのか
④思い浮かぶ診断名	⑤確認検査	⑥最終診断
ラムゼイハント症候群 6|歯髄炎、歯髄壊死	仮説演繹法に切り替えて診断を進める	仮説演繹法に切り替えて診断を進める

仮説演繹法 *Hypothetico-deductive method*

パターン認識法にて、この患者の痛みの病態は、1年前に生じた帯状疱疹に継発する耳痛を主とするものと、6ヵ月前の6|の補綴をきっかけに生じた歯痛の2つがあると思われた。

確定するには可能性のある鑑別診断をいくつか挙げて、その可能性を確認すること、および、棄却することが必要であると考え、この時点で仮説演繹法に切り替えて臨床推論を進めた。

ステップ❶ 主訴、症状		ステップ❷ 鑑別診断想起		ステップ❸ 確認		予備診断結果
	医学用語に置換：	これだろうと思う疾患から、見逃してはならない疾患、心因性も考慮する		鑑別診断の確認作業、検査・問診、鑑別診断ごとに検査する		
		見逃してはならない疾患	脳腫瘍	12脳神経検査 画像検査	顔面神経・聴神経以外異常所見なし 脳外科MRIで頭蓋内異常なしの所見	×
			頭痛（群発頭痛、他の頭痛）	頭痛性状確認	約1週間のみ頭痛、自律神経症状なし	×
右顔面痛	帯状疱疹の既往 顔面痛	この症状で一般的な疾患	ラムゼイハント症候群の後遺症としての帯状疱疹後神経痛	耳部感覚検査	右側耳珠と外耳孔の間の中間神経支配領域にallodyniaがある	○
頬部痛	夜間激痛		顔面神経障害	顔面神経麻痺の診査	表情筋にあきらかな運動麻痺なし。約1年前、初発時に右側頬粘膜誤咬があった	○
				味覚検査	舌右側半側の味覚脱失	○
アゴ痛	上下顎痛		聴神経障害	聴覚検査（耳鼻科依頼）	右側聴覚低下	○
歯痛	歯痛 咀嚼時痛 冷却により歯痛緩和	この例はこの疾患の可能性	歯原性歯痛 6̲歯髄炎	右側全歯の精査、打診痛等局所誘発刺激検査 歯周組織検査 問診：ジルコニア冠装着後の経過	6̲打診痛（++） ジルコニア装着後、数ヵ月症状があり、その後もときどき自発痛が生じて受診していた	○
耳痛	耳に持続性鈍痛 耳鳴り	他に考えられる疾患	三叉神経痛	痛み性状確認 トリガーゾーン確認	持続痛 トリガーゾーンなし、誘発なし	×
聴力低下	聴力低下		副鼻腔炎	鼻症状確認 画像検査	後鼻漏等鼻症状なし 耳鼻科診査異常なし	×
			非歯原性歯痛 筋・筋膜性歯痛	咀嚼筋触診 関連痛の有無確認	咬筋、側頭筋に軽度筋硬結、筋圧痛（+）、関連痛なし	×
		心因性	不安障害 身体症状症	心理テスト 医療面接	症状・訴えに一貫性、論理的会話 心理テスト正常範囲内	×

ステップ❹
診断確認・総合検討からの最終診断

　現在の痛み症状の診断と合わせて、初発疾患ときっかけとなった治療等を推定することも同時に進めた。症状から想起される鑑別診断を挙げて検査した結果、パターン認識法でも疑いがあったラムゼイハント症候群の後遺症および 6| ジルコニア冠装着後の歯髄炎の可能性が高まり、それ以外の疾患は棄却されたので、以下の2つについて慎重に検査を進めた。

1．耳痛をはじめとする耳症状の初発疾患は、本当にラムゼイハント症候群だったのか
　耳介周囲の帯状疱疹、顔面神経麻痺、聴神経障害（耳鳴・難聴・めまい）等の3主徴があったはず、①耳介周囲顔面神経の枝の中間神経支配領域の帯状疱疹の後遺症として同部に帯状疱疹後神経痛はないか、②顔面神経障害として顔面神経麻痺は残っていないか、とくに頬筋麻痺はないか、顔面神経の枝である鼓索神経支配領域である舌前2/3の味覚障害はないか、③聴神経障害として聴力低下等の確認が必要。

2．6| は冠を装着後にしみており、その後も間歇的に痛みがあって、そのつど受診していた
　歯髄炎と診断するには受診時の診査結果、たとえば、打診反応はなかったかなどの確認、激痛発症の前に痛み症状はなかったかなどの確認が必要（診査結果はステップ③確認を参照）。

1．初発疾患はラムゼイハント症候群だったかどうかの確認
1）顔面神経の枝の中間神経支配領域にallodyniaが認められ、刺激後の残感覚も認められたことから、初発時の耳鼻科での帯状疱疹の診断と合わせて考えると、帯状疱疹の後遺症としての帯状疱疹後中間神経痛と診断される。
2）初発時、顔面神経麻痺はないとの診断であったが、同時期に食事の際に同側頬粘膜の誤咬と口腔前庭の食塊貯留の記憶があることから頬筋麻痺はあったと考えられ、顔面神経麻痺が生じていたと診断できる。
3）顔面神経の枝である鼓索神経支配領域である舌前2/3の味覚検査をした結果、あきらかな味覚脱失を認め、顔面神経障害と診断できる。

4）聴神経障害の診査を耳鼻科に依頼した結果、聴力低下が認められるとの診断であった。
　以上の結果を総合すると、初発の疾患は右側ラムゼイハント症候群で、その後遺症として主訴の耳痛、聴力低下、耳詰まりが生じていると診断される。

2．6| 歯痛は生活歯形成に継発した歯髄炎か
　6| は冠を装着後にしみていて、その後に間歇的に痛みがあって受診しているが、打診痛はなく、異常なしの診断であった。激痛発症の1週間前からときどき痛みがあったとのことで、6ヵ月前の冠装着後、慢性的に部分性歯髄炎が進行し、最終的に全部性歯髄炎となり、その後、歯髄が壊死して痛みが消失したと診断される（診査結果はステップ③確認を参照）。

最終診断：
1．ラムゼイハント症候群後遺症としての帯状疱疹後中間神経痛（耳痛）、聴力低下、耳閉感
2．6| 補綴後の慢性歯髄炎、歯髄壊死

1．なぜラムゼイハント（Ramsay Hunt）症候群と診断されず、帯状疱疹後神経痛が見逃されたのか

ラムゼイハント症候群は、水痘・帯状疱疹ウイルス（varicella-zoster virus；VZV）の再活性化による耳介周囲顔面神経（中間神経支配領域：図2）の帯状疱疹、顔面神経麻痺、耳鳴・難聴・めまい等の第8脳神経（聴神経）症状を3主徴とする疾患である。しかし、「3徴候を有する典型例は58%に過ぎず、40%は第8脳神経症状を欠いた2主徴を、2%は帯状疱疹を欠いた2主徴を有するのみであった」とする報告がある[1]。

本症例では、初診時に典型的な顔面神経麻痺症状がなかったことからラムゼイハント症候群が否定的にみられていた可能性がある。しかし、今回の診査では、表情筋の1つである頬筋麻痺による食事時の頬粘膜誤咬と、口腔前庭への食塊貯留があったということで、顔面神経麻痺はあったと考えられる。また、患者の訴える耳痛が正しく診断されなかった理由は、顔面神経の枝の中間神経の支配領域は耳珠と外耳道の前縁の狭い範囲であるため、神経解剖を理解して感覚検査をしないと見逃される可能性が高いためと考えられる。聴力低下はあきらかであったが、他のラムゼイハント症候群の主徴候があきらかでなかったために、否定的な診断となり、その後の帯状疱疹後神経痛も見逃されたと考えられる。

2．なぜ歯髄炎が早期に診断されなかったのか

う窩がある歯髄炎の診断は至極簡単であるが、半年前に生活歯を形成してジルコニア冠を被せた歯が慢性的、部分性に歯髄炎が進行した場合、その診断は非常に難しい。ジルコニアの熱伝導性は低く冷温刺激には反応しない、絶縁体であるために電気刺激に反応しない、また、部分性歯髄炎で根尖に炎症が及んでいない時期では打診に反応しないということで、通常の歯髄炎の診断法では早期の診断は不可能であったと考えられる。

しかし、生活歯へのジルコニア冠の装着後に長期にしみるとの訴えがあり、数回自発痛が生じて受診している状況を考えると、積極的に歯髄炎と診断すべきであったといわざるを得ない。

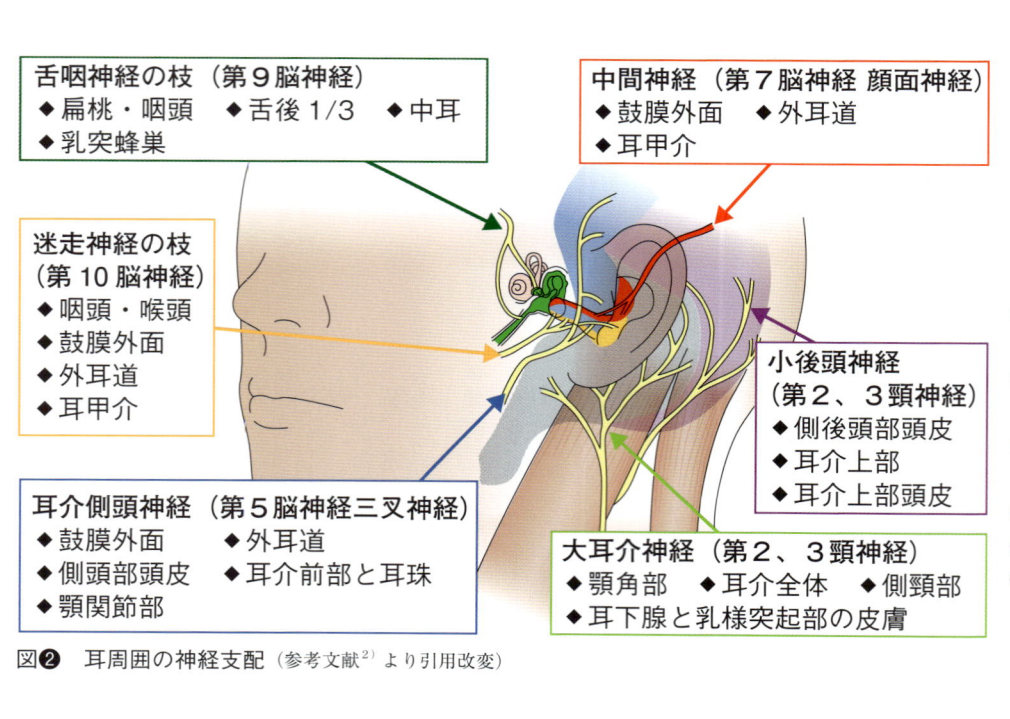

舌咽神経の枝（第9脳神経）
◆ 扁桃・咽頭　　◆ 舌後 1/3　　◆ 中耳
◆ 乳突蜂巣

中間神経（第7脳神経 顔面神経）
◆ 鼓膜外面　　◆ 外耳道
◆ 耳甲介

迷走神経の枝（第10脳神経）
◆ 咽頭・喉頭
◆ 鼓膜外面
◆ 外耳道
◆ 耳甲介

耳介側頭神経（第5脳神経三叉神経）
◆ 鼓膜外面　　　◆ 外耳道
◆ 側頭部頭皮　　◆ 耳介前部と耳珠
◆ 顎関節部

大耳介神経（第2、3頸神経）
◆ 顎角部　　◆ 耳介全体　　◆ 側頸部
◆ 耳下腺と乳様突起部の皮膚

小後頭神経（第2、3頸神経）
◆ 側後頭部頭皮
◆ 耳介上部
◆ 耳介上部頭皮

● 小後頭神経：第2、3頸神経の枝（紫色の部分）
● 大耳介神経：第2、3頸神経の枝（黄緑色の部分）
● 中間神経：顔面神経の枝（赤色の部分）
● 迷走神経の枝（黄色の部分）
● 舌咽神経の枝（緑色の部分）
● 耳介側頭神経：三叉神経第3枝の枝（青色の部分）

図❷ 耳周囲の神経支配（参考文献[2]より引用改変）

●口腔顔面痛専門医として、診断で注意したこと

口腔顔面痛専門医として日ごろ気をつけていることは、患者の解釈モデルの把握である。そのために受診理由を確認することが勧められる。

患者は2週間前の食事中に顔面に激痛が生じ、翌日に病院脳神経外科を受診している。1年前の耳痛は帯状疱疹ということで理解していたが、その後に続く耳痛、聴力低下、耳閉感は他の耳鼻科、ペインクリニックでも改善せず今に至ったために、三叉神経痛か脳に何か病気があるのではないかと考えての受診だったとのことであった。また、激痛後に歯を触ると痛みが出るなどの症状があったこと、6ヵ月前にジルコニア冠を入れた後にしばらくしみていたこと、数回痛みが出て受診したことから、この歯が2週間前の激痛の原因ではないかと思った。加えて、歯が耳痛の原因にもなっていないか確認するために当院を受診したとのことであった。

次に注意していることは、患者の痛みの訴えの原因探求である。患者が痛いというからには、どこかに痛みの原因があるだろうと考え、口腔顔面痛専門医としてできるかぎり、その原因の探求に努める。本症例では、狭い中間神経支配領域にallodyniaの確認、頬筋麻痺の疑い、そして、顔面神経の枝である鼓索神経支配領域の患側舌前2/3の味覚脱失から、ラムゼイハント症候群が初発疾患であったこと、そして、現在の患者の訴えがそこに由来していることが理解できた。

【参考文献】
1）村上信五，他：Ramsay Hunt 症候群の臨床像と予後に関する検討．日耳鼻会報，99（12）：1772-1779，1996.
2）Justin M. DeLange, Ivan Garza, Carrie E Robertson: Clinical Reasoning: A 50-year-old woman with deep stabbing ear pain, Neurology, 83（16）: e152-157, 2014.

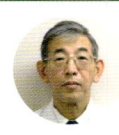

Dr. 和嶋の診断エラーを防ぐためのアドバイス

かつては、子供のころに水ぼうそう（水痘）になって、その際の帯状疱疹ウイルスが神経を通って体内の神経節に潜伏し、不顕性に持続感染していた。

普段は免疫機能によってウイルス活動が抑えられているが、加齢や疲労、疾病などで免疫機能が低下すると、ウイルスの再活性化が起こり、帯状疱疹として回帰発症する。約10年前には、50歳を過ぎると免疫低下とともに発症数が増えて、80歳までには約3人に1人が発症するといわれていた。

2014年から水痘ワクチンの定期接種が始まり、水ぼうそうの子供が顕著に少なくなったことにより、40歳代の父母世代、60～70歳代の祖父母世代の免疫のブースター効果を得る機会が減ったことで、帯状疱疹の発症がさらに増えている。また、60歳代以上では帯状疱疹の2～5割で後遺症が残ることが示されていて、帯状疱疹後神経痛、顔面神経麻痺は深刻な問題となっている。

現在、50歳以上は帯状疱疹の予防接種ができるので、ご自身も含めて予防することを勧める。加えて、2024年現在、高齢者を対象とする帯状疱疹ワクチンは定期接種化が検討されている。

Section 6 神経障害性疼痛による歯痛を根尖性歯周炎と10年以上間違えていた症例

大歳祐生 *Yuki OTOSHI*

北海道・吉田歯科口腔外科

〈 症例概要 〉

▶**患者**：60代、女性

▶**主訴**：右上の真ん中の歯とその隣の歯（2 1）が痛む

▶**現病歴**：10年以上前の神経の処置をきっかけに痛みが出るようになった。その後、その歯科医院で再度、根管治療を受けたが、改善しないため転院し、さらに治療を受けた。痛みが治まらないために脳神経内科なども受診したが、原因不明とされてきた。5年前に前医に転院して以降は治らないものと諦めて治療は受けず、3ヵ月ごとの歯周病のメインテナンスで通院していた。このたび転居に伴い、紹介を受けて筆者が診察することとなった。初診時、前医には言わ

なかったが上顎前歯部に痛みがあって苦しんでいるとの訴えがあり、精査した

▶**現症**：叩いたり、冬場に冷たい空気を吸ったりすると瞬間的に痛みが生じる。寝ているときにも痛みが生じ、毎晩痛みで目が覚める。発症してから10数年の間、同様の症状が続いている

▶**口腔内所見**：主訴の部位である2 1は打診で違和感が生じる程度であるが、根尖部の触診では痛みを訴えた。歯周ポケットは1〜2mm、BOP（－）で、歯肉に炎症は見られなかった

▶**画像所見**：パノラマX線写真に異常所見はなく、デンタルX線写真でも根尖部の透過像などは認められなかった（図1）

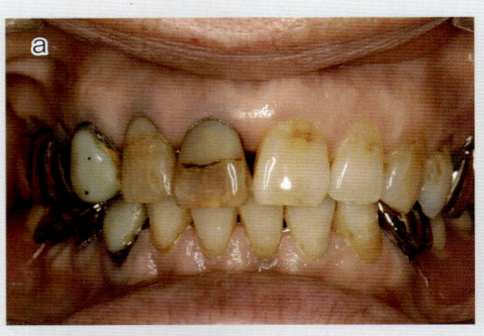
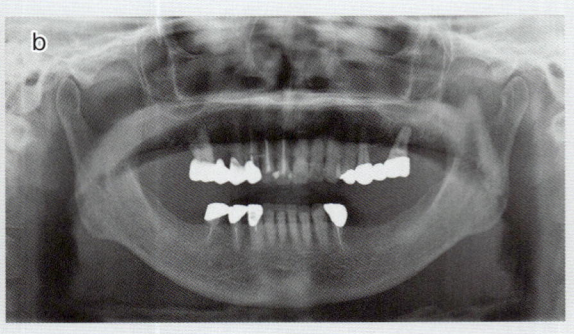
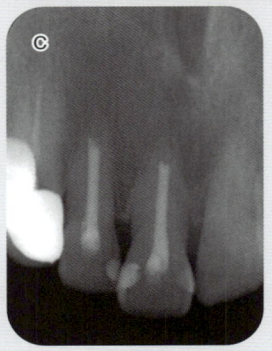

図❶　初診時の口腔内写真（a）、パノラマX線写真（b）、デンタルX線写真（c）

パターン認識法

Pattern Recognition Methods

患者の「叩くと痛む」、「冷たい空気を吸うと痛む」という訴えから、一般的に推定される診断名を挙げる（筆者が診察する前に患者が転院するたびに、そ れぞれの歯科医院で行われたと推定されるパターン認識の過程を挙げた）。

①主訴、症状	②主訴、症状に対するイメージ	③気になる口腔内所見
叩くと痛む 冷たい空気を吸うと痛む 痛みで目が覚める	叩くと痛む→歯髄炎、根尖性歯周炎、歯根破折、咬合性外傷 冷たい空気を吸うと痛む→知覚過敏、歯髄炎 痛みで目が覚める→歯髄炎、根尖性歯周炎	症状は歯髄炎を思わせるが、X線写真では主訴の部位は根管充填してある

④思い浮かぶ診断名	⑤確認検査	⑥最終診断
残髄炎 根尖性歯周炎	デンタルX線写真では病巣はみられないが、根尖は穿通していないように見える 電気歯髄診断器・冷刺激で反応なし 根尖部圧痛（＋）	根尖性歯周炎

仮説演繹法

Hypothetico-deductive method

前医に転院するまでに、何度か根管治療が行われていたが、無効であったことから根尖性歯周炎ではないと診断した。

以下に、仮説演繹法で鑑別診断をどのように進めたかを示す。

ステップ❶ 主訴、症状		ステップ❷ 鑑別診断想起		ステップ❸ 確認		予備 診断 結果
	医学用語に置換：	これだろうと思う疾患から、見逃してはならない疾患、心因性も考慮する		鑑別診断の確認作業、検査・問診、鑑別診断ごとに検査する		
		見逃してはならない疾患	頭蓋内占拠性病変	12脳神経診査 MRI	異常なし（口腔内三叉神経痛第2枝領域を除く） 実施せず	ー
			二次性三叉神経痛			×
叩くと痛む	打診痛	この症状で一般的な疾患	象牙質知覚過敏症	エアー刺激 冷刺激	反応なし	×
			歯髄炎	冷刺激	反応なし	×
冷たい空気を吸うと痛む	冷水（風）痛		根尖性歯周炎	打診	違和感程度	△
				根尖部圧痛	(+)	△
				デンタルX線	根尖病巣は認められず	×
痛みで目が覚める	痛みによる覚醒		歯根破折	限局した歯周ポケットの確認	歯周ポケットなし	×
				破折線をマイクロで確認	（少なくとも歯肉溝内では）認められず	×
何度も根管治療を行った	歯科治療無効		典型的三叉神経痛	トリガーゾーンの確認	発作の誘発なし	×
瞬間的な痛み	発作性電撃様痛			診断的カルバマゼピン投与	実施せず	ー
	痛みは中〜強度 VAS 68	この例はこの疾患の可能性	神経障害性疼痛	定性感覚検査	2⎤1部歯肉にアロディニアと痛覚過敏	〇
				痛み性状確認	ズキズキ、電気が走るような痛みは一瞬から数秒	〇
		他に考えられる疾患	三叉神経・自律神経性頭痛（TACs）	自律神経症状の有無	なし	×
			筋・筋膜性疼痛	筋触診と関連痛の確認	筋圧痛・関連痛、ともに認められず	×
		心因性	精神疾患の身体化症状	うつの9項目の確認 HADs、PCS	異常なし	×

　歯原性を思わせる症状は違和感程度の打診・冷刺激痛と根尖部圧痛のみで、これまでの経過、画像所見から根尖性歯周炎は棄却された。2⏋の頬側・口蓋側歯肉にアロディニアと痛覚過敏が認められたことから、患者は根尖部歯肉の痛みを訴えていたと考えられた。

　歯痛症状は10数年間変化がなく、12脳神経診査においても口腔内の三叉神経第2枝領域を除いて異常は認められなかったため、頭蓋内の進行性の病変ではないと判断し、頭部MRI検査は行わなかった。

　国際疼痛学会による神経障害性疼痛の診断アルゴリズムでは、「痛みの範囲が神経解剖学的に妥当であり、体性感覚神経系の病変あるいは疾患を示唆する」場合には「神経障害性疼痛の可能性あり」とされる。さらに「A. 神経障害の解剖学的神経支配に一致した領域に観察される感覚障害の他覚的所見、B. 神経障害性疼痛を説明する神経病変あるいは疾患を診断する検査」の両方ともに当てはまる場合に「神経障害性疼痛と確定する」とされ、どちらか一方のみに当てはまる場合は「神経障害性疼痛の要素を一部もっている」とされる。

　本症例では、「痛みは三叉神経第2枝領域に限局」しており、「その部位に痛覚過敏とアロディニアを認め」、「過去に抜髄が行われている」ことより、抜髄による神経障害性疼痛と確定診断した。

最終診断：右側三叉神経第2枝領域の神経障害性疼痛

パターン認識法で診断エラーが生じた理由 *Why did the error occur?*

1．関与した認知バイアス

1）歯が痛いのは、歯が原因であるという一般歯科医師的な先入観により、非歯原性疾患の可能性が検討されなかった（利用可能性バイアス）。

2）歯肉のアロディニアが根尖部圧痛と誤解され、根尖性歯周炎と診断された（代表性バイアス）。

3）痛みが生じていたのは歯肉であったが、患者の「歯が痛い」という訴えに引っ張られ、歯肉の診査が行われなかった（早期閉鎖）。

4）前医で根管治療が行われていたにもかかわらず、根管治療が不十分で自分が治療すれば治ると考えた（自信過剰バイアス）。

2．認知バイアスが入り込みやすかった状況（劣診断状況）

　患者は歯の痛みを訴え、当該歯に打診があるなど、日常臨床でよく遭遇する歯原性疾患を思わせる反応を示した。また、根管治療はある程度テクニックセンシティブな面があるため、良心的な歯科医師ほど真摯に患者のためを思い、根尖性歯周炎の診査結果に整合性がない症状があることに目を背けて、根管治療が繰り返されたと考えられる。

症例省察 *Case Reflection*

　日常臨床で診る口腔内の痛みの原因は、9割以上が歯原性疾患である。本症例では打診での違和感、根尖部圧痛（実際にはアロディニア）、冷刺激痛、痛みによる途中覚醒など、個々の症状はどれも日常

臨床でよく遭遇する歯原性疾患を思わせるキーワードであった。しかし、歯原性疾患の治療を行っても、これらの症状は改善しなかった。症状、診断、処置、経過の間に何らかの整合性がない部分や矛盾が浮き上がったならば、認知バイアスを振り切り、一度立ち止まる必要があったと思われる。

本症例は神経障害性疼痛の診断後にアロディニア・痛覚過敏のある部位を覆うようにステントを作製し、内面にカプサイシン添加の局所麻酔軟膏を入れて就寝時に毎晩、使用させた。すると2週後の再診時に

は痛みによる夜間覚醒はなくなり、痛みはVAS 68から8程度に改善した。その後、痛みは完全には消失していないが、日常生活では気にならない程度で経過している。

参考として、神経障害性疼痛診断のアルゴリズムを図2に提示する。

【参考文献】
1) Treede RD, et al : Neuropathic pain : redefinition and a grading system for clinical and research purposes. Neurology 70 : 1630—1635, 2008.

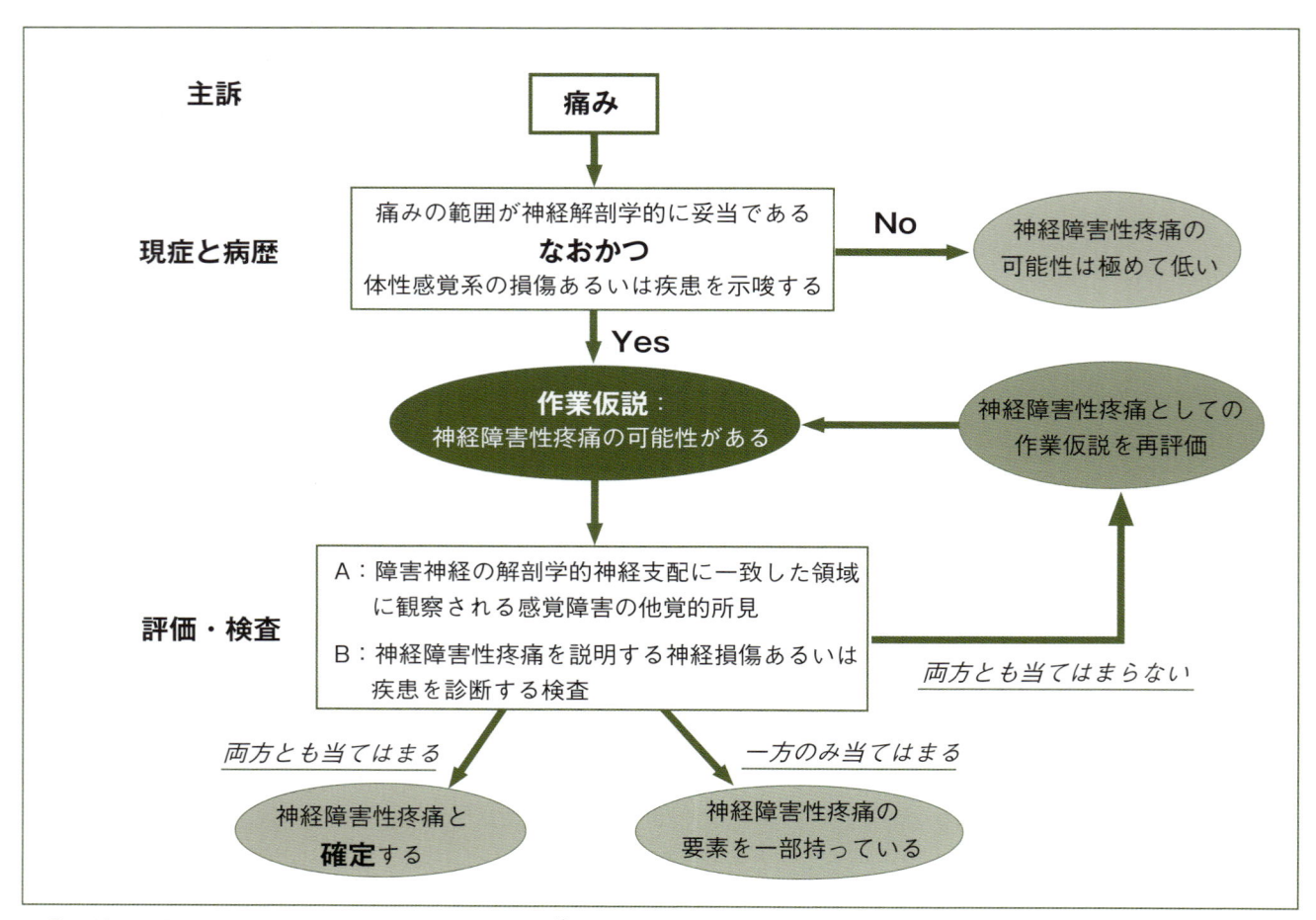

図❷　神経障害性疼痛診断アルゴリズム　（参考文献[1]より引用改変）

Dr. 和嶋の診断エラーを防ぐためのアドバイス

　10年以上にわたり痛みがあり、多数回根管治療が行われていた例が口腔顔面痛認定医により正しく診断された経過が書かれている。自発痛があり、痛みで目が覚めることもある、歯の打診で違和感があり、さらに、当該根尖部にあきらかな歯肉圧痛が感じられるという症状を聞くと、歯原性と考えがちであるが、10年あまりの間、急性化せず、同じような状況で経過しているとなると、歯原性の炎症と何か違うのではないかという違和感を持つことは難しいことではない。また、発症以来、数回、根管治療を受けているが改善しない場合、従来は、これまでの治療が下手だから痛みが消えなかったのであって、自分が治療すれば治ると考えがちである。しかし、治らないのは根尖の異常ではないから根管治療では改善しないのではないか、さらに歯原性ではないから根管治療に反応しないのではないかと考えるべき時代になっている。

　本症例の口腔顔面痛的診断ポイントは、歯原性の根拠とされている打診反応、歯肉圧痛をどのように理解するかである。打診反応は歯根膜炎に特異的な症状ではなく、神経障害性疼痛でも筋・筋膜性疼痛でも歯根膜の感覚神経が過敏になって生じることがある。歯肉圧痛については、厳密に静的圧痛であれば歯周組織の炎症の可能性が高いが、神経障害性疼痛でも生じることがあり、とくに動的圧痛（擦れることによる反応：アロディニア）は逆に歯肉の炎症では見られず、神経障害性疼痛では必発である。さらに、冷刺激で無髄歯がしみる可能性はなく、歯肉が冷刺激を感じる可能性を考えるべきである。歯肉は本来、冷、熱刺激には鈍感であるが、神経障害性疼痛では閾値が低下し、冷刺激によりしみたり（冷感アロディニア）、温刺激に痛みが出たり（熱感アロディニア）する。

　「後医は名医（患者さんを最初に診た医師［前医］よりもその後に診た医師［後医］の方がより正確で適切な治療をするためよい医者［名医］のように感じる）」ということわざがあるように、前医の診断、治療経過等、情報量が多ければ多いほど正しい診断に近づくことができる。診断においては前医の診断を参考に、後出しじゃんけんと言われたとしても、従来の歯科的見方に口腔顔面痛の知識を加えて診断に当たることにより、正確な診断が得られる可能性が高まることを知ってほしい。

Section 7

歯肉痛で抜髄、抜歯などの治療後、神経障害性疼痛、筋・筋膜性疼痛と診断された症例

村岡 渡 Wataru MURAOKA
川崎市立井田病院　歯科口腔外科

⟨ 症例概要 ⟩

▶**患者**：70歳代、女性

▶**主訴**：上顎左側歯肉がちりちり痛い

▶**既往歴**：

● 9月10日；上顎左側歯肉の痛みにてA歯科医院を受診、抗菌薬と鎮痛薬を処方された

● 9月28日；上顎左側歯肉がちりちりと痛くなった。このころ、ストレスを自覚していた。上顎右側欠損部に義歯を作製する予定となり、6̲の根管治療が開始された後、激痛となった

● 10月5日；耳鼻咽喉科受診、歯性上顎洞炎を疑われ、投薬が行われた

● 10月12日；A歯科医院にて6̲を抜歯した。抗菌薬と鎮痛薬を10日間内服したところ、症状は軽減した

● 11月13日；7̲のスケーリングを受けた後、再び上顎左側の歯肉がちりちりと痛くなった。恐くなり歯科医院を受診、原因不明とのことで歯科大学病院に紹介された

● 12月23日；歯科大学病院にて5̲残根の抜歯予定であったが、当院の口腔顔面痛外来への紹介を希望して紹介状作成を依頼した（年明けに受け取る予定）。痛みが心配で不安が強く、自身の判断でメンタルクリニックを受診。抑肝散、抗うつ薬が処方された

● 12月28日；年末最終診療日に紹介状がないまま当科を予約外受診された

▶**口腔内所見**：

・5̲埋伏残根、6̲欠損、7̲打診痛あり（生活歯）、6̲7̲部歯肉腫脹や圧痛なし、6̲7̲アロディニアあり（図1）

▶**口腔外所見**：

・左咬筋圧痛（＋）、関連痛（＋）：上顎左側に主訴の痛みが再現される、Familiar Pain（いつもの痛み）。左頬などの知覚鈍麻や圧痛はない。CTにて左側上顎洞粘膜の肥厚あり

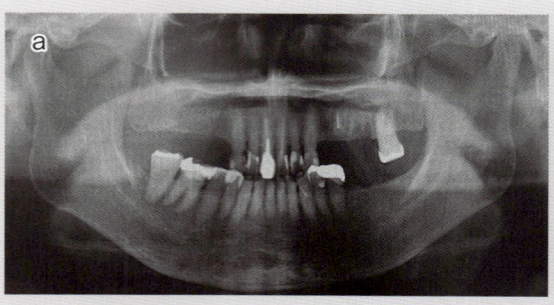
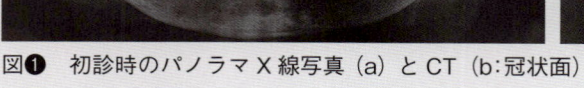
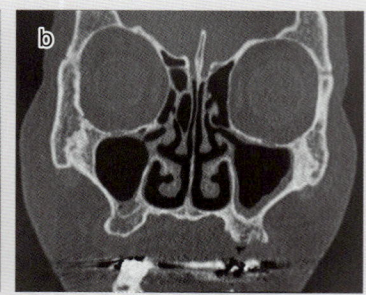

図❶　初診時のパノラマX線写真（a）とCT（b：冠状面）

　患者の「上顎左側歯肉が痛い」という訴えから、口腔顔面痛専門医が患者の記入した「疼痛構造化問診票（表1）」をもとに医療面接を行いながら、一般的に想起される診断名を挙げた。なお、複雑な症例のため、なかば仮説演繹法になっている。

表❶　疼痛構造化問診票

1. 部位	上顎左側歯肉
2. 発現状況 / 3. 経過	3ヵ月前から歯肉が痛くなり、数軒の歯科、耳鼻咽喉科などを受診。抜髄、抜歯やスケーリングなどを行うも、痛みは悪化し、不安で来院
4. 痛みの質	ちりちり、焼けるような、鈍痛
5. 痛みの程度	弱い〜中程度、NRS 5〜6
6. 頻度	ちりちり、焼けるような痛みが1日5回程度。鈍痛はずっと
7. 持続時間	20分から2時間程度。食べていないときに痛む
8. 時間的特徴	日中が悪い
9. 増悪因子	食べていないときに痛む、横になっているとじりじりする
10. 緩和因子	風呂上がりが楽に感じる
11. 随伴症状	鼻腔が痛む
12. 疼痛時行動	冷やしてもあまり効果はない。痛み止めを飲んでも、効くときと効かないときがある

①主訴、症状	②主訴、症状に対するイメージ	③気になる口腔内所見
上顎左側臼歯部歯肉痛	ちりちり、焼けるような痛み、上顎左側歯肉のアロディニア→6 抜歯などの経過により神経障害性疼痛が生じているのではないか 持続的な鈍痛→痛みの長期化、不安・緊張の増強により二次的に筋・筋膜性歯痛が生じているのではないか 5 残根→抜歯の予定となっていた残根は、根尖性歯周炎を生じている可能性はあるが、痛みの主原因ではないのではないか 7 打診痛→失活し、根尖病巣の可能性がある CTで左側上顎洞不透過像→耳鼻科でも洞粘膜の肥厚を指摘されているが、今回の痛みの主原因ではないのではないか	5 の残根 567 部の歯肉アロディニア 7 の打診痛

④思い浮かぶ診断名	⑤確認検査	⑥最終診断
567 部歯肉→神経障害性疼痛 左側咬筋→筋・筋膜性疼痛 5 →残根、根尖性歯周炎 7 →歯髄炎または根尖性歯周炎 左側上顎洞炎	仮説演繹法に切り替えて診断を進める	仮説演繹法に切り替えて診断を進める

1．初診時の患者の解釈モデル

患者は、ストレスのあるなかで歯痛が生じ、歯科医院や耳鼻咽喉科を複数回受診し加療を受けるも、痛みを繰り返し、徐々に悪化してきたため不安で仕方がない。歯を治してほしいが、いままで受診してきたところは恐くて受診できないとのこと。

2．初診時印象

不安が強く、緊張している状態であった。眠れない、7カ月前に夫が亡くなって仕事を引き継ぎ、たいへんだった、息子の家族との経済的な問題などもとてもつらかったと困窮状況を話していた。

鎮痛薬は効くときと効かないときがあり、食べているときは痛みを感じず、何もしていないときに痛みを感じるとのことであった。

痛みの長期化、悪化による不安の増悪を認め、歯原性疾患あるいは非歯原性疾患に心理社会的因子が関与していることが想定され、不安への対応も必要と考えた。

仮説演繹法で鑑別診断をどのように進めたのかを示す。

ステップ❶ 主訴、症状		ステップ❷ 鑑別診断想起		ステップ❸ 確認		予備診断結果
	医学用語に置換:	これだろうと思う疾患から、見逃してはならない疾患、心因性も考慮する		鑑別診断の確認作業、検査・問診、鑑別診断ごとに検査する		
左上歯肉	左上臼歯部歯肉	見逃してはならない疾患	上顎洞悪性疾患	12脳神経診査 画像検査	感覚検査異常なし 運動検査異常なし CTにて左側上顎洞に軽度粘膜肥厚あり	×
3ヵ月前から	慢性疼痛					
抜歯後	術後痛		頭蓋内疾患		画像検査異常なし	×
スケーリング後	外傷後	この症状で一般的な疾患	歯肉炎、歯周炎	⌐456部	感覚検査 歯肉発赤や腫脹なし	×
痛みは悪化	増悪傾向					
不安	不安症状		上顎骨骨髄炎	画像検査	画像検査異常なし	×
ちりちり	表在痛（1日5回20分〜2時間）		上顎洞炎	問診、画像検査	鼻汁や後鼻漏なし CTにて左側上顎洞に軽度粘膜肥厚あり	△
焼けるよう	灼熱感（1日5回20分〜2時間）		外傷後三叉神経障害性疼痛	⌐567部歯肉感覚検査	歯肉アロディニアあり	○
鈍痛はずっと	持続性鈍痛		筋・筋膜性疼痛による歯痛	筋触診	左咬筋圧痛あり 左上顎歯肉に関連痛あり Familiar Pain再現	○
弱い〜中等度	弱い〜中等度 NRS5〜6					
日中が悪い	日内変動 日中に悪化	この例はこの疾患の可能性	帯状疱疹後神経痛	疱疹の既往 感覚検査	口内炎や疱疹の既往なし 歯肉アロディニアあり	△
食べている間は痛くない	食事で悪化なし		⌐7根尖性歯周炎または歯髄炎	画像検査 電気歯髄診査	打診痛あり 画像検査根尖病巣なし 電気歯髄診断にて生活歯	△
横になっているとじりじり	安静時痛					
風呂上がりが楽	入浴で緩和		⌐6部骨鋭縁	触診、画像検査	圧痛あり、異常なし	△
鼻腔が痛む	鼻腔痛	他に考えられる疾患	口腔灼熱痛症候群	舌や口腔粘膜の確認	⌐567部以外の粘膜は異常所見なし	×
冷やすのは効果なし	冷罨法は無効		三叉神経・自律神経性頭痛	問診 自律神経症状の確認	頭痛なし 患側のみの自律神経症状なし	×
	NSAIDsの効果は不定	心因性	不安障害 身体症状症および関連症群	医療面接 HADS PCS	ストレスの自覚の訴えあり メンタルクリニック受診歴 不安スコアが高い 痛みの破局的思考が強い	△

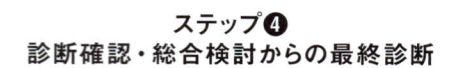

ステップ❹
診断確認・総合検討からの最終診断

予備診断で可能性の残った、上顎洞炎、外傷後三叉神経障害性疼痛、筋・筋膜性疼痛、帯状疱疹後神経痛、上顎左側歯原性歯痛、心因性について再検討した。

① CTにて左側上顎洞に軽度粘膜肥厚はあるものの、鼻汁や後鼻漏などの症状はなく、痛みを生じる状態ではないと考えられた。

② ⌞5 6 7 に歯肉アロディニアを認め、局所麻酔による診断テストで痛みは消失しなかった。また、帯状疱疹後神経痛のもととなる帯状疱疹罹患の既往は確認できなかったため、外傷後神経障害性疼痛の可能性が高まった。

③ 左側咬筋に圧痛を認め、上顎左側歯肉に関連痛を生じ、Familiar Painが再現された。左側咬筋へのトリガーポイントインジェクション

によりいつもの痛みは軽減したことから、左側咬筋の筋・筋膜性疼痛の関連痛による上顎左側歯肉痛の可能性が高まった。

④ ⌞7 は打診痛は認めるものの生活歯であり、局所麻酔による診断テストにおいて、打診痛は消失するがいつもの痛みは変化しなかった。また、⌞5 残根も麻酔後に、いつもの痛みは変化しなかったことから、痛みの原因ではないと考えられた。

⑤ 不安や痛みの破局的思考が強く、慢性疼痛の要素が高い。痛みが改善しない不安から数軒の歯科医院を受診していたが、逆に痛みが悪化していくことで、歯科治療に恐怖を感じていることが確認できた。

最終診断：#1 ⌞5 6 7 部神経障害性疼痛（⌞6 部外傷後三叉神経障害性疼痛）
#2 左側咬筋筋・筋膜性歯痛

処置と経過
Progress and treatment

はじめに患者に臨床推論の結果を説明した。ストレスや不安で、筋緊張やくいしばりなどが増して筋・筋膜性疼痛を生じ、関連痛として上顎左側歯肉の痛みが生じていた。また、痛みの神経が過敏になっている状況下で、抜髄や抜歯などを契機に上顎左側歯肉に神経障害性疼痛が生じた可能性があること、これらが慢性化することで不安や緊張が増し、さらに医療機関を受診するが解決しないことで痛みが増悪する悪循環にあることなどを平易な言葉で説明し、情報の共有に努めた。

患者の解釈モデル修正を目的に、今回の精査により、歯が原因ではない痛みの病態がいくつか判明し、それらにアプローチしていくことで痛みが改善できる可能性があること、過度な心配は痛みを悪化させるため、不安や緊張を和らげるように心がけてもらうように説明した。

また、生活習慣の改善として、噛みしめの是正（⌞7 の咬合時痛、緊張緩和、筋・筋膜性疼痛の改善などを目的）と咀嚼筋マッサージを指導した。そして、神経障害性疼痛に対しては、薬物療法として国際的なガイドラインにおいて第一選択薬の1つであるプレガバリン（1回25mg朝・夕［一日量50mg］）の内服を開始した。

● **1週後再診**：痛みは NRS 3〜4 に軽減し、眠れるようになった、じっとしているときに上顎左側がツーンとすることがあるとのこと。痛みの認識修正やセルフケアの実施は良好であったのでそのまま継続するとともに、プレガバリンを1回50mg朝・夕（一日量100mg）内服まで増量した。

● **2週後再診**：患者から電話があり、「上顎左側の歯が痛く、むし歯があると思う。歯科医院で

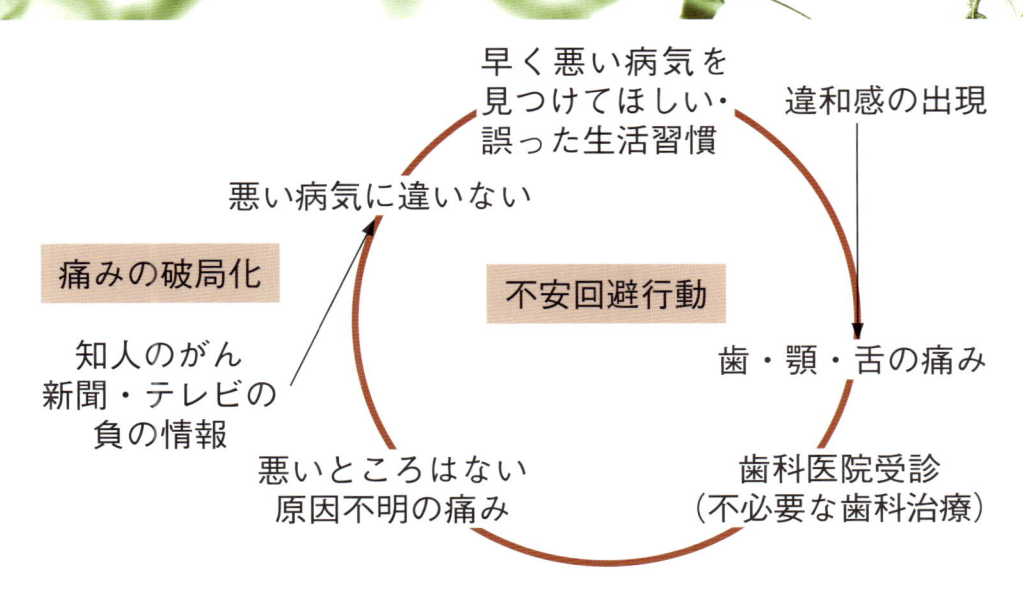

図❷　痛みの破局化と痛みの回避行動に伴う悪循環（参考文献[2]より引用改変）

治療を受けたいが、受診してよいか相談したい」とのことであった。不安の軽減を図るために改めて病態を説明し、歯科医院での治療は控えて、予約日に当科受診してもらうこととした。

初診より約2ヵ月間は、歯痛を自覚するために不安になって歯科治療の希望を訴えていたので、再診ごとに、原因は非歯原性であることがあきらかであること、早急な歯科治療は必要ないこと、非歯原性歯痛を生じている病態の改善を目標とすることを繰り返し説明した。その後、筋痛やアロディニア症状などの軽減とともに不安は落ち着き、初診時の訴えや症状がほぼ改善した。

診断エラーが生じた理由 *Why was the diagnosis error occurring?*

●なぜ患者は複数の医療機関を受診して、不安に駆られていたのか

もともと強いストレス状況（夫との死別、家族トラブル）で生活していたなかで歯痛が生じた。歯科治療を受ければ治るだろうと認識していたが、根管治療、抜歯、投薬治療を行うごとに痛みが悪化し、ついには原因不明と言われたこと、別の医院にて上顎洞炎、残根を指摘され、さらに不安が増強していた。

痛みが長引くと、心理社会的要因との悪循環により、慢性化・重症化することが示されている。これは、慢性疼痛の病態メカニズムにおいて「痛みの恐怖回避モデル」[1]といわれるもので、本症例において

も考慮すべきことであった。歯科的状況に置き換えると図2に示すようになる。この悪循環にならないよう、不必要な歯科治療を行わないこと、不安の増強や痛みの破局化（反芻：繰り返し考えてしまう、無力感：もう何もできない、拡大視：さらにひどくなる）を回避するように患者に十分な説明をすることなどが大切であった。

痛みを生じ得る他覚所見（打診痛、残根、上顎洞炎の指摘など）が複数存在し、病気の複雑度が高く、さらに執拗に歯痛を訴えることから、いくつかの認知バイアスが入り込みやすい劣状況であったと考えられた。

●口腔顔面痛専門医として診断と治療で注意したこと

患者の解釈モデルでは、不安と恐怖が強く、「何かひどい病気が隠れている、早く治療しなければいけない」といった思いが強かった。ストレス因子が判明したが、それをすべての原因とせず、仮説演繹法で認知バイアスを排除して、歯原性疾患と非歯原性疾患を改めて精査し、正しく病態を診断するよう努めた。まずは自覚症状と現症を対比して、歯原性疾患はないこと、重篤な疾患の可能性は低いことを説明して不安の軽減に努めた。

また、筋・筋膜性疼痛による関連痛の誘発や神経障害性疼痛のアロディニアなど、他覚所見を患者に確認（体感）してもらうことで、病態への理解が深まり、積極的なセルフケアの導入が容易になった。

痛みが長期化し、痛み増悪による不安を強く感じている慢性痛患者では、痛みだけではなく、不安への対応が必要である。患者には、過剰に心配せずにゆっくりと治療に取り組んでいくように説明したが、それらを受け入れてもらうまで2ヵ月程度を要した。

患者が過剰なストレスを感じているなかで、痛みが生じると、痛みの悪循環に陥ってしまうことが多く、その対応は非常に困難になる。患者の解釈モデルを的確に把握するとともに、早期に仮説演繹法を行い、正しく診断することが大切と改めて感じた症例であった（なお、本症例は診断に影響しない範囲で、個人情報の一部を改変している）。

【参考文献】

1）Leeuw M, et al.: The fear-avoidance model of musculoskeletal pain: Current state of scientific evidence. J Behav Med, 30: 77-94, 2007.
2）今村佳樹：第2章 痛みの病態メカニズム，口腔顔面痛の診断と治療ガイドブック．日本口腔顔面痛学会（編），医歯薬出版，東京，2013：56.

Dr. 和嶋の診断エラーを防ぐためのアドバイス

本症例は、患者の解釈モデルが「歯が痛いから、歯が原因だ」と強く思うことから、多施設を受診しながらも改善しないことを繰り返すことによって、歯が原因ではないと考えるのではなく、歯が原因だとの考えを確信するようになっている。さらに歯科治療を受けなければと強迫的になりながらも、一方では、痛みが改善しないことに不安が増し、歯科治療に恐怖感を抱くという複雑な状況になっていた。

このような状況から、心因性の痛みかと早計しがちであるが、標準的口腔顔面痛診査を行うことにより、隠れていた病態を正しく診断できている。

本症例で学べたことは、以下に要約できる。

1）基本的口腔顔面痛的情報収集の手段として、疼痛構造化問診票の活用により、解釈モデルだけではない患者の自覚症状を含めた現症に関する情報収集ができた。

2）パターン認識法による診断過程の途中で分析的臨床推論が必要と判断し、仮説演繹法を取り入れ、劣状況にありながら認知バイアスの介入を極力排除しながら診断過程を進める。

3）症状、病歴に基づいて可能性のある疾患を整理して想起し、仮説演繹法のステップを進め最終診断に至る。

4）患者解釈モデルを再確認し、病態説明、症状と病態の関連性等を説明して情報共有（共感）することにより正しい診断へのすり合わせを行う。

5）治療に当たり、慢性疼痛例では痛みと治らないことによる不安感の増大から心理社会的要因との悪循環により、慢性化・重症化すること「痛みの恐怖回避モデル」をふまえて、Biopsychosocial モデルとして対応する必要がある。

6）診査の結果、あきらかとなった身体的病態について、患者が納得できるように平易な言葉で説明を繰り返して、正しく理解してもらい、段階的に治療を進めていく。

7）歯の痛みは歯原性であるとの解釈モデルを非歯原性にすり合わせることは簡単ではなく、歯科治療を受けたいという患者の頻回の衝動に真摯に対応する必要がある。

8）再来ごとの支持的対応と非歯原性への治療効果発現により、「痛みの恐怖回避モデル」の悪循環が止まり、心身ともに改善へと向かう。

9）不安感が高い状況では、正しい診断に基づいて、正しい治療を行っても、反応しない場合もあり、心身医学的対応により不安感が軽くなると、中枢感作が鎮まり神経障害性疼痛、筋・筋膜性疼痛への治療効果が現れてくる。

10）慢性例では早急な治療効果判定は、さらなる混迷を生むことになるので、患者、医者ともに痛みの完全消失を目指さず、QOL（生活の質）と ADL（日常生活動作）を向上させ、心身両面で慢性痛の痛みの呪縛から抜け出すことを GOAL とするべきである。上記の学びを大切にしたい。

Section 8 前医の診断に影響され、外傷後三叉神経ニューロパチーを見逃していた症例

山本慧子 *Satoko YAMAMOTO*
宮崎県・清武おとなこども歯科

⟨ 症例概要 ⟩

▶**患者**：66歳、女性（職業：パート）

▶**主訴**：顔面左側の感覚がない、左上の歯肉の腫れと痛み、口が開かない

▶**現病歴**：X年9月、勤務中、荷物の上げ下ろしをしている際、上から荷物が落ちてきて左側頭部を強打。頭痛が出現したため、脳神経外科を受診し、画像（MRI）検査を受けたが、異常はないとの診断であった

その後、左側顔面に激痛、感覚鈍麻、開口障害が出現したため、再度、同脳神経外科を受診したが、異常なしとのことであった。同時期に口腔内に腫脹と痛みがあり、近歯科医院を受診し、歯肉炎の診断で抗菌薬による消炎処置がなされた。その後も口腔内の腫脹、痛みは変わらないため、かかりつけ内科にその旨を伝えたところ、口腔内の帯状疱疹の疑いで当院を紹介されて翌月に来院した（図1）

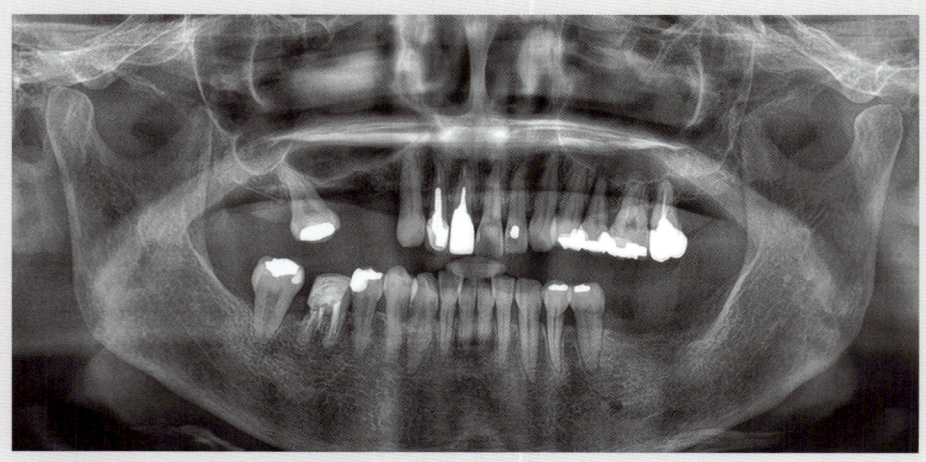

図❶　初診時のパノラマX線写真

①主訴、症状	②主訴、症状に対するイメージ	③気になる口腔内所見
内科から帯状疱疹精査の依頼 左の顔の感覚がない 左上の歯肉の腫れと痛み 口が開かない	帯状疱疹 左側顔面の感覚障害 ⌐5 根尖性歯周炎 顎関節症	左側の三叉神経第2枝領域の感覚鈍麻 疱疹、水疱は認められない 上顎左側歯肉の腫脹、瘻孔を認める 自力最大開口量20㎜の強度の開口障害
④思い浮かぶ診断名	⑤確認検査	⑥最終診断
帯状疱疹後神経痛 ⌐5 根尖性歯周炎 筋性顎関節症	その後の内科での帯状疱疹の治療経過から仮説演繹法に切り替えて診断を進めた ⌐5 根尖性歯周炎 筋性顎関節症	

パターン認識法 *Pattern Recognition Methods*

患者の「顔面左側の感覚がない、左上の歯肉の腫れと痛み、口が開かない」という訴えから、推定される診断名を挙げる。

処置と経過 *Progress and treatment*

顔面の感覚鈍麻と痛みに対しては、かかりつけ内科にて帯状疱疹後神経痛によるものと診断され、ミロガバリン（タリージェ®：2.5mg／日）、メコバラミン（メチコバール®：1,500μg／日）投与が行われていた。1ヵ月後、顔面の症状が改善しないためメコバラミンは中止され、ミロガバリンが増量（5mg／日）された。

当院では、⌐5は消炎後に抜歯し、歯肉の腫脹、瘻孔が消失した。左側顔面の感覚鈍麻、痛みに変化はなかった。開口障害は筋障害の診断でストレッチ指導により改善し（35㎜）、左側咬筋、側頭筋、胸鎖乳突筋の圧痛も軽減した。初診時には内科からの依頼である帯状疱疹の診査のみを行っていたが、外傷による神経障害、開口障害の可能性なども含めて、改めて病歴を再聴取し、仮説演繹法にて臨床推論することとした。

仮説演繹法 *Hypothetico-deductive method*

仮説演繹法で鑑別診断をどのように進めたかを示す。
①感覚鈍麻、開口障害を引き起こす可能性のある疾患を挙げる。
②外傷の関連性を検討する。

ステップ❶ 主訴、症状		ステップ❷ 鑑別診断想起		ステップ❸ 確認		予備診断結果
	医学用語に置換:	これだろうと思う疾患から、見逃してはならない疾患、心因性も考慮する		鑑別診断の確認作業、検査・問診、鑑別診断ごとに検査する		
左側頭部を打った 左の顔の感覚がない 頭、左の頬部が痛い	左側頭部、顔面の打撲（脳外科での画像診断では異常なし） 左側顔面、口腔内の感覚鈍麻	見逃してはならない疾患	頭蓋内病変 悪性疾患 上顎骨髄炎 頭部、顔面骨折（打撲）	12脳神経検査 画像検査	脳外科診査で異常なし 三叉神経を除く感覚障害、運動機能障害なし MRI画像再読影で眼窩底骨折疑い	× × △
左歯ぐきの腫れ 歯肉にぷつぷつができた 口が開かない 内科からの帯状疱疹診査依頼（左上の歯肉の腫れと顔の感覚がないことの関連を調べてほしい）	口腔内水疱、疱疹 瘻孔 開口障害 頭痛、左側頬部痛 内科から帯状疱疹精査依頼	この症状で一般的な疾患	⌐5 根尖性歯周炎による骨髄炎 上顎洞炎 帯状疱疹後神経痛	視診 画像検査 画像検査 定性感覚検査	⌐5 抜歯窩異常なし、瘻孔治癒 画像異常所見なし 上顎洞粘膜の軽度の肥厚 左側顔面および歯肉の感覚鈍麻、一部痛覚過敏	× △ △
		他に考えられる疾患	外傷性筋性開口障害	筋触診	左側咬筋、側頭筋、胸鎖乳突筋の圧痛 側頭筋筋拘縮、硬結あり	△
		心因性	身体症状症	医療面接	症状の訴えに一貫性があり論理的	×

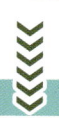

ステップ❹
診断確認・総合検討からの最終診断

予備診断結果のなかで、可能性がある疾患として「頭部、顔面打撲（骨折）」、「上顎洞炎」、「帯状疱疹後神経痛」、「外傷性筋性開口障害」が残った。当院で撮影したコーンビームCTでは眼窩底は撮像されていなかったので、脳神経外科で撮影したMRI画像の貸し出しを受けて再読影した（図2）。

その結果、左側眼窩底に骨折線と思われる像を認めたことから、左側顔面および口腔内の感覚鈍麻は、眼窩底骨折による左側三叉神経（第2枝眼窩下神経）ニューロパチーの診断で、矛盾しない。

開口障害に関しては、開口ストレッチにより開口量が改善したので、側頭部打撲による外傷性側頭筋拘縮による開口障害であったと診断した。

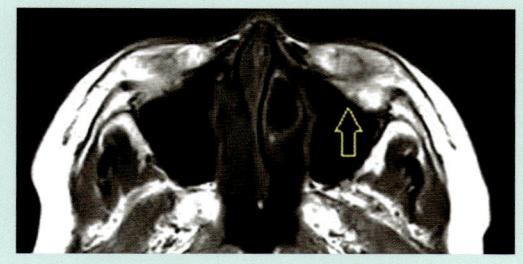

図❷　脳神経外科で撮影した MRI 画像

最終診断：1. 骨折による左側三叉神経（第2枝眼窩下神経）ニューロパチー
2. 打撲による外傷性側頭筋拘縮による開口障害

パターン認識法で診断エラーが生じた理由 *Why did the error occur?*

1．関与した認知バイアス

- 頭部外傷がきっかけであったものの、脳神経外科で異常がないとの診断を受けていたため、安易に信じて外傷による三叉神経ニューロパチーを除外した（Overconfidence バイアス、診断モメンタム）。
- かかりつけの内科から、口腔内の帯状疱疹精査依頼があり、患者のぷつぷつとしたできものがあったとの訴えから、疱疹を認めなかったにもかかわらず、帯状疱疹関連症状と思い込んでしまった（Overconfidence バイアス、確証バイアス）。
- 開口障害を単純に顎関節症と考え、外傷との関連性を精査しなかった（代表性バイアス、早期閉鎖）。

2．認知バイアスが入り込みやすかった状況（劣診断状況）

内科医から帯状疱疹の精査を依頼されたことで、自分のなかで帯状疱疹の疑いが高まっていた。

さらに、外傷の既往があったものの、脳神経外科で異常はないとの診断を受けていたことから再診査の意図はなく、歯科疾患診査のため通常の位置設定でコーンビーム CT を撮影し、眼窩底の骨折を見逃すという診断エラーであった。

本症例は、頭部外傷という大きなイベントが既往にあったことから、それをピボット（軸）に関連疾患を探っていくべき症例であった。

しかし、脳神経外科で頭部外傷の影響が否定されていたこと、内科から帯状疱疹の精査依頼を受けたことなどから、前医の診断が正しいという Over confidence バイアス、診断モメンタムとなり、帯状疱疹を中心に診断を進めていた。

また、口腔内に瘻孔があったことから、歯科疾患の診断、治療に焦点を合わせた通常設定でコーンビーム CT 撮影をしたために、眼窩底が撮影範囲に入らず、重要な所見を見逃すという劣診断状況に入り込み、診断エラーしていたことがわかった。パターン認識法は、さまざまな認知バイアスが入り込んで診断エラーになる怖さがあることを身をもって学んだ。

一度、パターン認識法で診断し治療しても効果が得られない場合は、臆することなく最初に立ち返り、分析的診断を進めるべきであると学習した。

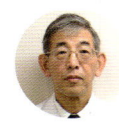

Dr. 和嶋の診断エラーを防ぐためのアドバイス

1．本症例の問題点はどこにあるか

本症例の問題点は、後ろ向きに検討すると側頭部打撲後、最初に受診した脳神経外科における眼窩下神経障害の不十分な追求に尽きるが、その他にもいくつかあった。

頭部打撲がきっかけで頭痛、顔面の感覚障害、痛みが出たが、脳神経外科では異常なしとの診断で、患者は症状が続いたためにかかりつけの内科を受診した。そこでは、脳神経外科で異常なしの診断が Overconfidence：認知バイアス、診断モメンタムとなり、頭部打撲による神経障害は除外されてしまった。

内科では患者の「上顎歯肉にぷつぷつがあるから痛い」という患者の解釈モデルに誘導されて、パターン認識的に帯状疱疹の疑いが浮かび上がり、治療が行われたが改善せず、口腔内の症状ゆえに歯科に帯状疱疹の病名が付いて紹介されている。筆者の初診は、相当に歪められた情報のもとで行われたことが推定される。

2．正しい診断を導くポイント

正しい診断のためのポイントを示す。

眼窩下部皮膚と上顎前歯部歯肉粘膜の感覚鈍麻がある、これらの症状が現在の根尖性歯周組織炎などの口腔内の病態で起こり得るかどうか、これは「No」である。次に、三叉神経第2枝上顎神経の枝である眼窩下神経領域に帯状疱疹が生じ、帯状疱疹後神経痛に移行していたとして、これだけの神経障害が残るかどうか、それも「No」であろう。次は診断モメンタムを払い去って、側頭部の打撲のエピソード後に発症というキーワードを加えると、眼窩下部皮膚と上顎前歯部歯肉粘膜部の責任神経である上顎神経の枝の眼窩下神経の走行中の傷害が思い浮かぶ。

ここで眼窩下神経の解剖学を復習する（表1）。眼窩下神経は上顎神経から分かれて、翼口蓋窩から眼窩に入り、眼窩底の眼窩下溝、眼窩下管を通り、眼窩下孔を貫き、顔面に出る。眼窩下溝の走行中に中上歯槽枝（上顎洞外壁を下行し、小臼歯およびその周囲の歯肉に分布）、眼窩下管を通過中に前上歯槽枝（上顎洞前壁を下行し鼻枝を出し、残りの歯枝は犬歯と切歯および歯肉に分布）を分枝する。眼窩下孔を出た後、下眼瞼枝、外鼻枝、内鼻枝、上唇枝となり眼窩下部の皮膚、鼻と上唇皮膚と粘膜に分布する。

解剖学的に、側頭部打撲により眼窩に介達的に力がかかり、眼窩下神経の走行する眼窩下管、眼窩下溝を構成する骨が骨折して神経傷害を生じている可能性が挙げられ、脳神経外科で撮った MRI には眼窩底の骨の段差が読み取れた。

脳神経外科にフィードバックすべき症例と考える。

表❶　眼窩下神経の解剖

眼窩下神経は、上顎神経の幹の直接の続きとして翼口蓋窩から眼窩に入り、眼窩底の眼窩下溝、眼窩下管を通り、眼窩下孔を貫いて顔面に出る。

眼窩下神経	中上歯槽枝		眼窩底の眼窩下溝を走行中に分枝、前・後上歯槽枝と吻合した後、分岐して小臼歯、歯肉に分布
	前上歯槽枝		眼窩下管を通過中に分枝、上顎洞前壁を歯槽縁に進み、鼻枝を鼻腔に出した後に犬歯と前歯に分布
	眼窩下孔を通って、顔面に出た後に以下の4枝に分岐	下眼瞼枝	眼窩下孔の外側で下眼瞼に分布
		外鼻枝	鼻翼の外側に分布
		内鼻枝	鼻の皮膚に分布
		上唇枝	上唇の皮膚および粘膜に分布

本症例では眼窩底の骨折によって、眼窩下神経の分枝である下眼瞼枝が障害を受けたと考えられる

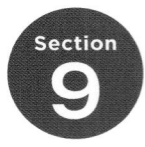

痛覚変調性疼痛合併の疑いのある筋・筋膜性疼痛を歯原性疼痛と間違えた症例

片山暁恵 *Akie KATAYAMA*

島根県立中央病院　歯科口腔外科

⟨ 症例概要 ⟩

▶**患者**：46歳、女性

▶**職業**：歯科衛生士

▶**既往歴**：片頭痛に対し内服加療（アセトアミノフェン）

▶**主訴**：右の顔面（頬部、側頭部、下顎部）の痛みと⁊|の痛み

▶**現病歴**：20XX年3月、8|の疼痛を自覚。8|8の抜歯後、右側のみ抜歯後疼痛が遷延し、⁊|の咬合時痛、冷水痛も認めるようになった。また、抜歯後より右側頬部、下顎部、側頭部の自発痛を認めたため、鎮痛剤の服用を約2ヵ月間続けた。疼痛は就寝中も生じ、激痛により目が覚めることもあった

その後、経時的に疼痛強度は緩和したが、⁊|の咬合時痛のため右側での咀嚼が困難なことから、20XX年9月に受診した

▶**現症**：

▶**全身所見**：体格中等度、栄養状態は良好

▶**口腔外所見**：顔貌は左右対称

▶**口腔内所見**：⁊|に打診痛を認め、人肌より冷たい液体で冷水痛を感じる。う蝕、動揺、周囲歯肉の発赤・腫脹は認めず、歯周ポケットは全顎2～3mm、口腔粘膜に発赤、腫脹なし

8|抜歯窩の治癒は良好で発赤、腫脹なく、感覚鈍麻も認めなかった。しかし、同部位を圧迫すると右側頬部から顔面全体に疼痛を認めた

▶**画像内所見**：パノラマX線写真（図1）、CT画像では異常所見を認めなかった

後日、脳神経内科で撮像したMRIで、三叉神経根の形態学的な変化を伴う神経血管圧迫所見は認めなかった

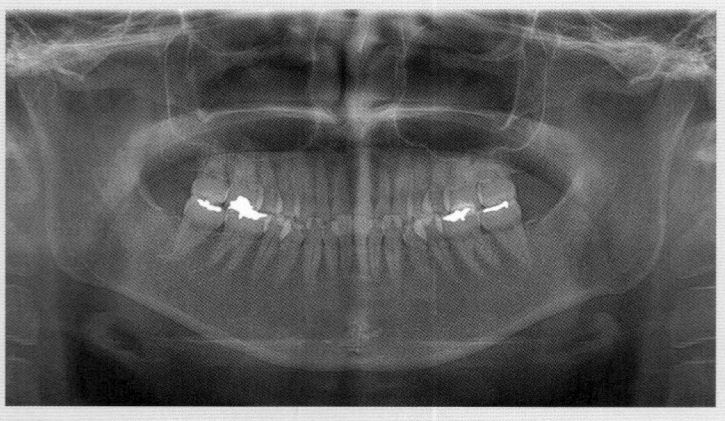

図❶　初診時のパノラマX線写真

パターン認識法

患者の「右の顔面（頬部、側頭部、下顎部）の痛みと 7| の痛み」という訴えから、一般的に推定される診断名を挙げる。

①主訴、症状	②主訴、症状に対するイメージ	③気になる口腔内所見
右側の顔面の痛み 7| の自発痛、咬合時痛、冷水痛 自発痛は激痛	右の顔面の痛み→筋・筋膜性疼痛、歯髄炎による放散痛 7| の自発痛、咬合時痛、冷水痛→歯原性疼痛 自発痛は激痛→歯原性疼痛	7| の打診痛、冷水痛 8| 抜歯窩を圧迫すると右側頬部に疼痛を認める
④思い浮かぶ診断名	⑤確認検査	⑥最終診断
7| 歯髄炎 筋・筋膜性疼痛	冷温刺激、打診、デンタルX線写真、電気歯髄診	歯原性疼痛（歯髄炎およびそれによる放散痛）

処置と経過

7| の歯髄炎と診断したが、あきらかなう蝕もなく、疼痛が持続性でないこと、硬固物咀嚼・冷水刺激を避ければ疼痛が生じないため、7| の症状は象牙質知覚過敏症によるものと判断し、知覚過敏処置を定期的に行い経過観察とした。

智歯抜歯より1年4ヵ月後の20XX＋1年7ヵ月、夜間就寝中に右側頬部の激痛を自覚して覚醒するこ

とが数日続いた。鎮痛剤内服するも無効であり、その後、8| 相当部、下顎歯肉、側頭部と部位を変えながら疼痛が持続したため、再度受診した。7| に診断的局所麻酔を行ったところ、歯の症状は軽快したが、顔面の疼痛が消失しなかった。この時点で改めて、仮説演繹法によって診断し直すこととした。

仮説演繹法

仮説演繹法で鑑別診断をどのように進めたかを示す。
①歯原性歯痛について再度評価を行う。
②非歯原性疼痛疾患を挙げる。

頭蓋内病変、悪性腫瘍、三叉神経・自律神経性頭痛（TACs）、炎症性疾患、筋・筋膜性疼痛、神経障害性疼痛を検討する。

ステップ❶ 主訴、症状		ステップ❷ 鑑別診断想起		ステップ❸ 確認		予備診断結果
	医学用語に置換：	これだろうと思う疾患から、見逃してはならない疾患、心因性も考慮する		鑑別診断の確認作業、検査・問診、鑑別診断ごとに検査する		
		見逃してはならない疾患	頭蓋内病変	12脳神経検査画像検査（CT、MRI）	感覚検査、運動検査異常なし	×
			悪性腫瘍		画像検査異常なし	×
両側智歯抜歯	両側智歯抜歯	この症状で一般的な疾患	歯髄炎	歯原性検査、画像検査（デンタルX線写真）	7｜はう蝕なく、冷刺激によって知覚過敏は再現されるが、持続痛は認めなかった。デンタルX線写真にて髄角後退、歯根膜腔拡大像も認められなかった	×
右側抜歯後疼痛	抜歯後疼痛片側性					
7｜の咬合時痛、冷水痛	7｜の咬合時痛、冷水痛					
右頬部痛	右頬部痛		象牙質知覚過敏症	診断的局所麻酔	歯の症状消失	○
右側頭部痛	右側頭部痛					
右下顎部痛	右下顎部痛		上顎骨・骨髄炎	画像検査（CT、MRI）	画像検査異常なし	×
自発痛	自発痛					
就寝中に痛みで起きる	就寝中痛み発作		上顎洞炎	鼻症状画像検査（CT）	鼻症状なし画像検査異常なし	×
疼痛を繰り返す		この例はこの疾患の可能性	筋・筋膜性疼痛	筋触診トリガーポイント、関連痛確認	右側咬筋、側頭筋に筋硬結、圧痛を認め、関連痛として頬部にFamiliar painが再現された	○
激痛	間欠痛					
持続痛	慢性		三叉神経・自律神経性頭痛	頭痛症状確認自律神経症状の確認	頭痛性状が異なる自律神経症状なし	×
鎮痛剤無効	NRS8/10持続痛鎮痛剤不奏効		片頭痛		片頭痛発作と一致しない	×
歯肉の圧迫による頬部疼痛	歯肉から誘発痛	他に考えられる疾患	神経障害性疼痛（外傷後三叉神経ニューロパチー）	感覚検査	上顎右側抜歯部歯肉にAllodyniaを認めた。同部の圧迫にて右側頬部の疼痛が誘発されたが、痛みは三叉神経第2枝領域に限局していなかった	△
片頭痛	片頭痛の既往					
		心因性	身体症状症	心理社会的背景・医療面接	症状の訴えが一貫して論理的	×

　7| 咬合時痛、冷水痛という主訴から歯原性疼痛が疑われ、パターン認識法では歯髄炎およびそれに伴う放散痛と診断したが、予備診断で棄却された。仮説演繹法のステップ③で可能性があるとされた、象牙質知覚過敏症、筋・筋膜性疼痛、神経障害性疼痛（外傷後三叉神経ニューロパチー）の可能性について再精査した。

①患者が痛みを訴える 7| に一過性の冷水痛を認め、象牙質知覚過敏症が疑われた。

②右側咬筋、側頭筋の圧痛検査を行ったところ、強い圧痛を認め、抜歯後に繰り返していた顔面の疼痛が再現され、いつもの痛みが確認された。咬筋へのトリガーポイントインジェクションで顔面痛は消失したが、歯の症状は変化しなかった。筋・筋膜性疼痛の疑いで、診断的治療としてセルフケア指導（嚙みしめ防止、負荷軽減、開口ストレッチ、マッサージ）を行ったところ、筋圧痛、顔面痛が軽快した。

③8| 抜歯部の歯肉にAllodyniaを認めたが、誘発された関連痛の範囲が、三叉神経第2枝領域を超えていることから、外傷後三叉神経ニューロパチーが除外された。

④口腔顔面領域の症状に加えて、音、光、臭い過敏があり、集中力の低下等が認められた。

⑤以上の結果から、顔面痛は筋・筋膜性疼痛によるものが強く疑われた。さらに、以前からの片頭痛に加えて、筋痛の慢性化により、脳機能変調が生じ、中枢性感作による疼痛閾値低下、痛覚反応亢進、反応域の拡大の結果、夜間嚙みしめによる筋痛を強く感じ、就寝時に激痛で覚醒する状況が続いたと考えられた。

⑥この状況は痛覚変調性疼痛ともいえる。

⑦中枢感作による痛覚過敏の緩和を目的にプレガバリンの投与を開始し、漸増した。

⑧プレガバリン内服により睡眠が改善し、途中覚醒しなくなった。

⑨内服4週後から、右側顔面の疼痛に加え、7|の咬合時痛、冷水痛が改善し、徐々に消失した。

　以上から、右側顔面痛は右側咬筋筋・筋膜性疼痛の関連痛であり、7|は歯原性疼痛（象牙質知覚過敏症）ではなく、中枢感作による歯痛、知覚過敏であったと考えられた。

最終診断：筋・筋膜性疼痛、痛覚変調性疼痛併発の疑い

パターン認識法で診断エラーが生じた理由 *Why did the error occur?*

1．関与した認知バイアス

1）7|に打診痛、冷水痛を認めたため、歯髄炎による痛みだと考えてしまった（代表性バイアス、利用可能バイアス、アンカリングバイアス）。

2）頰部の疼痛は歯髄炎による放散痛と判断した（アンカリングバイアス、確証バイアス）。

3）8|8 を同時に抜歯したにもかかわらず、右側にのみ症状が生じたのは 7|に何らかの原因があると考えてしまった（アンカリングバイアス）。

4）患者自身が歯科医療に関する知識があったため、患者の訴えを疑わずに受け入れてしまった（診断モメンタム）。

2．認知バイアスが入り込みやすかった状況（劣診断状況）

　患者は 7|の痛みで就寝中に覚醒するほどに強いと訴え、打診痛・冷水痛があったことから、顔面の疼痛は歯痛からの放散痛と判断した。加えて、患者自身が歯科医療従事者であったため、患者の訴えを疑わず、歯原性疾患に固執してしまった。

本症例は8|8抜歯後に、7|にのみ打診痛、冷水痛を訴えていたため、局所の問題と考えて歯髄炎と初期診断したが、結果的に筋・筋膜性疼痛に中枢感作が合併した非歯原性歯痛であった。

今回の症例では、う蝕も充塡物・補綴物もなかったことから歯髄炎の診断に疑問を感じて、一気に不可逆的な治療に進むことはなかった。しかし、小さなう蝕でもあれば、あるいは歯科医療の知識をもつ患者に処置を求められれば、不可逆的な治療を行っていた可能性は否定できない。

自身の経験に照らして、いつもの歯髄炎・象牙質知覚過敏症と何かが違うと感じたら、突っ走らずに立ち止まること、頻繁に遭遇する症状にこそ認知バイアスが介入しやすいことを念頭に治療にあたるべきであることが省察された。

筋・筋膜性疼痛、および痛覚変調性疼痛併発疑いの最終診断後、日中の噛みしめの自覚と中断、予防的随意運動、筋ストレッチなどのセルフケア指導およびプレガバリンを内服した後、歯の症状および右側顔面痛がともに軽快した。

歯の症状改善に伴い右側での咬合・咀嚼が可能となると、右側偏咀嚼癖があることが判明し、是正指導を行った。また、もともと患者自身に睡眠障害の自覚はなかったが、プレガバリンの内服を開始してから寝つきがよくなり、中途覚醒が減ったとの申告があった。痛みと睡眠との間には双方向性の関係が存在すると考えられており、睡眠障害がプレガバリンによって改善されたこと、睡眠の質がよくなったことで、さらに疼痛の改善がもたらされたことが推測された。

萌出状況に差がなかった8|8の右側のみに疼痛が出現し、8|8の智歯を同日に抜歯し右側にのみ抜歯後の疼痛が残存したこと、その後の経過などを振り返ってみると、抜歯以前に訴えていた8|の痛みも、筋・筋膜性疼痛の可能性があり、抜歯したことが刺激因子となり、脳機能変調が生じ、中枢感作により、その後の顔面痛、7|の疼痛症状に繋がった可能性が疑われた。

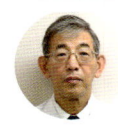

Dr. 和嶋の診断エラーを防ぐためのアドバイス

　本症例は、パターン認識法では歯髄炎、象牙質知覚過敏であったが、仮説演繹法の結果、筋・筋膜性疼痛、さらに痛覚変調性疼痛（表1）が合併の疑いという大きな展開があった。

●本症例の「痛み」をどのように考えるか

　痛みを感じていた上顎智歯の抜歯を契機に患側のみ抜歯後痛が遷延し、そこに、近心の7|の咬合時痛、冷水痛、さらに、右側頬部、下顎部、側頭部の自発痛が生じ、就寝中に激痛により目が覚めるほどであった。智歯抜歯を機会に生じたこれらの痛みに対して、筆者が挙げた3つの病態、7|の知覚過敏、咬筋、側頭筋の筋・筋膜性疼痛および抜歯窩のAllodyniaがそれぞれ別々に生じたと考えるか、これら3つの病態が何らか関連しあって生じたのではないかという、筆者の先鋭的な推察が非常に興味深い。

　知覚過敏は象牙質知覚過敏という病名に反して、象牙質が問題ではなく、歯髄の感受性亢進、侵害受容系の末梢、中枢感作により生ずる。咬筋、側頭筋にトリガーポイントがあり、関連痛として顔面痛が再現されるため筋・筋膜性疼痛は確かで、これも中枢感作の結果である。患側上顎智歯抜歯後歯肉にAllodyniaがあり、関連痛が顔面に生じるが、その範囲が三叉神経第2枝領域に限定されず、顔面全体に広がるため単に神経障害性疼痛だけでは説明できない。

　智歯抜歯をきっかけに慢性的に続いた症状の素因は、①慢性片頭痛：片頭痛は中枢の侵害受容系を刺激興奮させる、②筋・筋膜性疼痛：筋・筋膜性疼痛は抜歯後に生じたのではなく、抜歯のきっかけになった智歯の痛みの原因であり、抜歯後に増悪。この2つの慢性的な痛みで、侵害受容系中枢感作の準備状況を形成していたと推定される。

　このような侵害受容系中枢感作の準備状況に智歯抜歯という侵害刺激がきっかけとなり、侵害受容系の中枢感作はいっそう高まり、痛みの閾値低下（抜歯窩は順調に治っているにもかかわらずAllodynia、冷刺激知覚過敏）、痛み反応亢進（夜間就寝中の強い筋・筋膜性疼痛）、反応域拡大（痛み範囲が三叉神経第2、3枝のみならず第1枝にも拡大）が生じ、遷延する痛みに対する不安感などで睡眠障害が生じ、浅い睡眠時の噛みしめで途中覚醒するほどに強い痛みを感じる状況になった。

◎

　これらの痛み症状に加えて睡眠障害の他に、音過敏、光過敏、臭い過敏が認められたことから侵害受容系の問題だけでなく、「脳機能変調」とでも呼ぶべき状況に至っていたと推定され、最終診断は筆者の診断と同様に「顔面痛の主病態は筋・筋膜性疼痛で、そこに痛み神経系全般に影響する痛覚変調性疼痛が合併している」とするのが妥当と思う。

表❶　筋骨格系痛覚変調性疼痛の診断基準

1a	慢性的（3ヵ月以上）、
1b	局所性、多巣性、あるいは広範囲に分布
1c	侵害受容性疼痛では説明できない（合併はあり）
1d	神経障害性疼痛では説明できない（合併はあり）
4	誘発性疼痛過敏現象（静的機械的アロディニア、動的機械的アロディニア、熱または冷アロディニア、上記のいずれかの評価後に残遺症状が残ること）
2	痛みの部位に疼痛過敏の既往、触覚過敏、圧覚過敏、運動過敏、熱過敏、冷過敏
3	併存疾患1つ以上（音、光、においに対する感受性亢進、夜間頻回の覚醒を伴う睡眠障害、疲労、集中力の欠如、記憶障害などの認知的問題）
1a～dと4を満たすと痛覚変調性疼痛の疑いあり、さらに2、3も満たすと可能性ありとグレード診断する	

Section
10

片頭痛による歯肉の痛みを 歯周病による痛みと間違えた症例

石井 彩 *Aya ISHII*
宮崎県・山﨑歯科クリニック

〈 症例概要 〉

▶**患者**：26歳、女性

▶**主訴**：5年前からときどき⌊5周囲の歯肉が痛い。痛み止めを飲んで抑えている。何軒もの歯科を受診して調べてもらったが、口腔内に異常はないと言われている

▶**既往歴**：なし

▶**口腔内所見**：

- う蝕、修復状態；なし
- 歯肉、歯周組織；⌊5の歯周組織検査にてポケット深さは3mm、出血なし
  ⌊5頬側歯面にプラークが付着し、歯肉の軽度発赤を認める
  歯肉腫脹は認めない（図1、2）

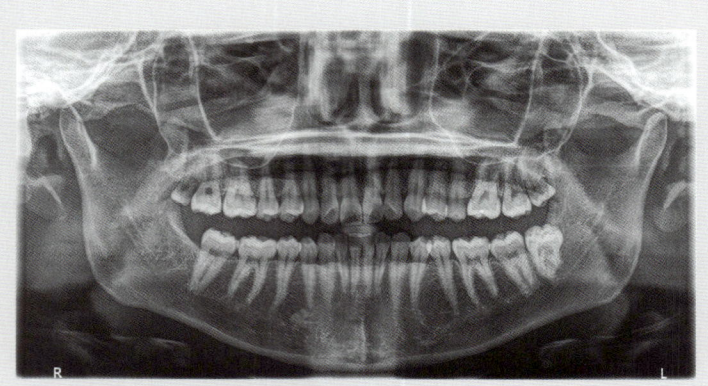

図❶　初診時のパノラマX線写真

動揺度	0	0	0	0	0	0	0	0	0	0	0	0	0	0	0	0
CT		—	—	—	—	—	—	—	—	—	—	—	—	—	—	
ポケット	**4**	**4**	3	3	3	3	3	3	3	3	3	3	3	3	**4**	**4**
歯番	8	7	6	5	4	3	2	1	1	2	3	4	5	6	7	8
歯番		7	6	5	4	3	2	1	1	2	3	4	5	6	7	
ポケット		**4**	3	3	3	3	3	3	3	3	3	3	3	3	**4**	**4**
CT		—	—	—	—	—	—	—	—	—	—	—	—	—	—	
動揺度		0	0	0	0	0	0	0	0	0	0	0	0	0	0	

図❷　初診時の歯周基本検査結果

患者の「⌞5 周囲の歯肉が痛い」という訴えから、一般的に推定される診断名を挙げる。

①主訴、症状	②主訴、症状に対するイメージ	③気になる口腔内所見
歯が動くような感じ 何もしなくても歯肉が痛い ドックンドックンとした痛みがしばらく続く 飲酒した翌朝に痛む 歯肉の痛みと一緒に頭痛、吐き気がある	歯が動くような感じ→辺縁性歯周炎 何もしなくても歯肉が痛い→P急発、急性根尖性歯周炎 痛みは持続性の拍動痛→根尖性歯周炎、辺縁性歯周炎	⌞5歯面のプラーク付着と頬側歯肉の軽度発赤

④思い浮かぶ診断名	⑤確認検査	⑥最終診断
⌞5の辺縁性歯周炎、根尖性歯周炎	歯周組織検査（⌞5歯周ポケット3mm、歯面のプラーク付着と頬側歯肉に軽度発赤を認める） ⌞5の歯髄診（冷刺激に生活反応あり）	⌞5辺縁性歯周炎

⌞5のスケーリングとTBIを行い、1ヵ月後の再診時には歯肉の痛みは消失し、発赤も消失した（図3）。

しかし、その2週間後、⌞5周囲歯肉にいつもの痛みが再発し受診した。そこで再度問診を行い、辺縁性歯周炎以外の病態について検討した。

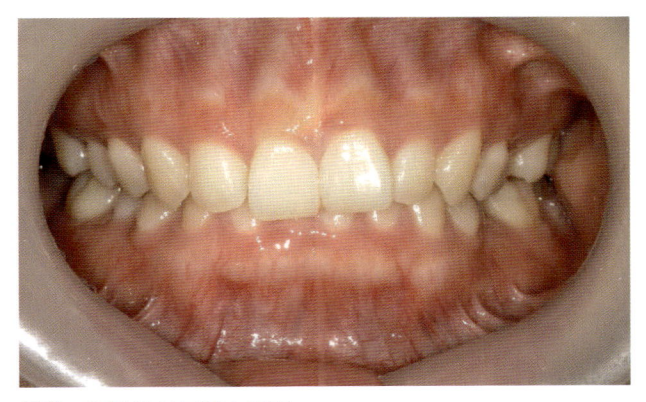

図❸　再診時の口腔内写真

仮説演繹法で鑑別診断をどのように進めたかを示す。
①他部位の歯髄炎、歯周炎を含めて歯原性歯痛はないか、すべての歯を調べる。
②非歯原性疼痛疾患を挙げる。顎骨骨髄炎、悪性腫瘍、筋・筋膜性疼痛、神経障害性疼痛を検討する。

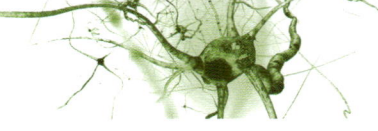
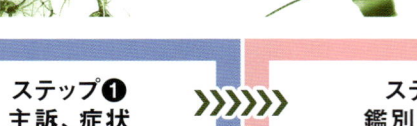

ステップ❶ 主訴、症状		ステップ❷ 鑑別診断想起		ステップ❸ 確認		予備診断結果
	医学用語に置換：	これだろうと思う疾患から、見逃してはならない疾患、心因性も考慮する		鑑別診断の確認作業、検査・問診、鑑別診断ごとに検査する		
5年前からときどき	間歇的	見逃してはならない疾患	頭蓋内病変	12脳神経診査	異常所見なし	×
⌊5周囲の歯肉、歯頸部が痛い	歯肉痛		悪性腫瘍	画像検査	異常所見なし	×
			顎骨骨髄炎			×
何もしなくても痛い	自発痛	この症状で一般的な疾患	歯原性歯痛 辺縁性歯周炎 根尖性歯周炎	視診 歯周組織検査 画像検査 局所誘発試験	再診時に歯肉の腫脹・発赤は認めず、歯周ポケットも3mm程度 打診痛なし、冷刺激反応正常	×
歯が動くような感じ	歯の挺出感					×
飲酒した翌朝に痛む	アルコール摂取が誘発因子・増悪因子		上顎洞炎	鼻症状	異常所見なし	×
ズキンズキンと脈打つような痛み	拍動痛	この例はこの疾患の可能性	神経障害性疼痛	感覚検査	感覚異常なし	×
痛みは一度出るとずっと続く	持続痛		筋・筋膜性疼痛	筋触診、トリガーポイント確認 関連痛として歯肉の痛みが再現できるか確認	筋触診にて、硬結、圧痛など、異常所見なし	×
歯肉の痛みとともに頭痛、吐き気がある	随伴症状に頭痛、悪心	他に考えられる疾患	頭痛	頭痛の性状確認	前兆のない片頭痛の診断基準に合致	△
鎮痛薬を飲んで横になっていると痛みは和らぐ	鎮痛剤内服と安静が緩解因子					
		心因性	不安障害 身体症状症	医療面接	症状の訴えに違和感がなく、一貫性があり論理的	×

ステップ❹
診断確認・総合検討からの最終診断

鑑別診断で挙がった疾患の多くは棄却され、片頭痛の可能性が残った。

そこで改めて頭痛について詳細な問診を行った。歯肉の痛みが出現する際に、決まって左側に拍動性の頭痛と悪心が生じることがわかった。頭痛出現時に前兆はなく、頻度は月に1～2回、持続時間は8時間程度、音過敏を伴うこと、飲酒した翌朝に痛むことなどがわかった。

頭痛発作時は、鎮痛薬を内服し安静にすることが緩解因子になるとあきらかになった。

これは「国際頭痛分類（ICHD-3）」に記載のある「前兆のない片頭痛」の診断基準を満たす。

そこで近総合病院脳神経外科に片頭痛精査を依頼した。MRI検査にて頭蓋内に異常所見を認めず、片頭痛が確定診断された。トリプタンが処方され、頭痛発作時に服用して有効性が確認された。

最終診断：前兆のない片頭痛の関連痛としての歯肉の痛み

パターン認識法で診断エラーが生じた理由 *Why did the error occur?*

1．関与した認知バイアス

①痛いと訴える部位の歯面にプラークの付着があり、軽度であるが歯肉発赤を認めたため、歯肉の炎症が原因と考えた（利用可能バイアス、代表性バイアス、アンカリングバイアス、診断の早期閉鎖）。

②スケーリング後に痛みが消失したため、辺縁性歯周炎と確信し、それ以外の診断を考えなかった（アンカリングバイアス、固着性バイアス、診断の早期閉鎖）。

③患者が訴える片頭痛関連症状（持続性拍動痛、体動で増悪、随伴症状の頭痛、悪心）について深く検討するに至らなかった（確証バイアス、自信過剰バイアス）。

2．認知バイアスが入り込みやすかった状況（劣診断状況）

片頭痛の関連痛としての歯肉の痛みをいままでに経験しなかったことから、初期の段階で鑑別診断に入れなかった。また、初診時に視診にて⌊5̲歯面へのプラークの付着と、⌊5̲周囲歯肉に軽度ではあるが発赤・腫脹を認めたことから、辺縁性歯周炎による痛みと考えた。加えて、初診時にスケーリングを行った後、いったん症状が消失したことも、辺縁性歯周炎の診断を確信させる一因となった。

症例省察 *Case Reflection*

本症例は、⌊5̲周囲歯肉に痛みを訴え、初診時に視診にて歯面へのプラーク付着と歯肉の発赤、腫脹を認め、同部のスケーリングにていったんは症状が消失したことから、辺縁性歯周炎による痛みと初期診断したが、結果的に片頭痛の関連痛としての歯肉の痛みであった。

一般歯科臨床における歯肉の痛みは歯周疾患が原因で生じることが多いため、初診時の問診で随伴症状に頭痛、悪心があるとの情報を得ていたが、歯肉の痛みと結びつけることはせず、パターン認識法で

表❶　片頭痛の診断基準　国際頭痛分類第3版（ICHD-3）より

前兆のない片頭痛の診断基準	前兆のある片頭痛の診断基準
Ａ．Ｂ〜Ｄ を満たす発作が5回以上ある	Ａ．Ｂ および Ｃ を満たす発作が2回以上ある
Ｂ．頭痛発作の持続時間は4〜72時間（未治療もしくは治療が無効の場合）	Ｂ．以下の完全可逆性前兆症状が1つ以上ある ①視覚症状 ②感覚症状 ③言語症状 ④運動症状 ⑤脳幹症状 ⑥網膜症状
Ｃ．頭痛は以下の4つの特徴の少なくとも2項目を満たす ①片側性 ②拍動性 ③中等度〜重度の頭痛 ④日常的な動作（歩行や階段昇降など）により頭痛が増悪する，あるいは頭痛のために日常的な動作を避ける	Ｃ．以下の6つの特徴の少なくとも3項目を満たす ①少なくとも1つの前兆症状は5分以上かけて徐々に進展する ②2つ以上の前兆が引き続き生じる ③それぞれの前兆症状は5〜60分持続する ④少なくとも1つの前兆症状は片側性である ⑤少なくとも1つの前兆症状は陽性症状である ⑥前兆に伴って，あるいは前兆出現後60分以内に頭痛が発現する
Ｄ．頭痛発作中に少なくとも以下の1項目を満たす ①悪心または嘔吐（あるいはその両方） ②光過敏および音過敏	Ｄ．ほかに最適な ICHD-3の診断がない
Ｅ．ほかに最適な ICHD-3の診断がない	

歯周疾患が原因と決めつけていた。これには臨床経験不足や限られた診療時間といった、劣状況で複数のバイアスが絡んでいたことが、振り返りで認識できた。

　歯周炎による痛みならば、5年の間に解決しているはずで、解決しないのはそれなりの理由があると考えるべきであった。

　日常臨床でよく遭遇する症状こそ、利用可能バイアスや代表性バイアスといった認知バイアスが入り込みやすいことを心に留め、最初に頭に浮かんだ診断以外に考えられる疾患はないかを十分に検討すること、また、少しでも迷いが生じたら診断の原点に立ち返り、最初に挙げた診断の可能性を補強するための検査だけではなく、考え得るすべての疾患の可能性を視野に入れたバランスのとれた診療を行うことを、普段から心がけていきたい。

　参考として、国際頭痛分類（ICHD-3）の片頭痛の診断基準を**表1**に提示する。

Dr. 和嶋の診断エラーを防ぐためのアドバイス

　本症例は、口腔内所見、パノラマX線写真所見でう蝕、修復歴がなく、すべて健全歯で、当該歯にプラークが少し残り、軽度の歯肉炎が認められるのみであるが、5年前から続いている歯肉痛の症例である。

　プラークコントロールが悪い場合は、歯肉炎を繰り返し、痛みが生じることがあるが、そのような状況が5年も続けば歯周疾患が進行しているであろう。しかし、これまで受診した歯科では異常なしの診断であり、今回の診察でも進行した歯周疾患は認められず、ここまでの情報では歯肉炎による痛みとは考えにくい。

　患者の「歯肉の痛みと一緒に頭痛、吐き気がある、ドックンドックンした痛みがしばらく続く」といった自覚症状を軽度の歯肉炎のみの口腔内所見と照らし合わせると、歯肉炎による歯肉痛は棄却され、非歯原性歯痛の可能性が浮かぶ。ここで口腔顔面痛専門医に紹介するか、非歯原性歯痛の知識があれば、頻度順に筋・筋膜性疼痛診査として筋触診、神経障害性疼痛診査として感覚障害診査、上顎洞炎の診査として鼻症状、後鼻漏の確認などを行う。

　この症例では「歯肉の痛みと一緒に頭痛、吐き気がある、ドックンドックンした痛みがしばらく続く」といった自覚症状から非歯原

性歯痛の原疾患の1つである神経血管性頭痛に含まれる片頭痛を想起できるであろう。歯肉痛と片頭痛はかけ離れた症状に思えるが、片頭痛は群発頭痛とともに関連痛のメカニズムにより歯痛、歯肉痛を呈することがある。

　片頭痛は女性に多く、若年時に発症し、長年にわたり頭痛発作を繰り返す病気である。発作は4〜72時間持続し、片側性、拍動性（ズキンズキンする）の頭痛で、中等度から重度の強さである。しばしば両側が痛むことがあり、日常的な動作により頭痛が悪化することが特徴的で、そのため生活に支障を来すことが多い。

　痛み発作の際には随伴症状として悪心、嘔吐や光過敏（明るい光をつらく感じる）・音過敏（やかましい音をつらく感じる）、臭い過敏などを伴うことが多い。また、女性の片頭痛患者の約半数は、片頭痛発作が月経周期に関連して起こることを自覚しているといわれているので、これらを確認することも片頭痛診断の糸口になる。

　原因不明の歯痛、歯肉痛を診た際に、片頭痛、群発頭痛、緊張型頭痛の区別なしに単純に頭痛を併発していないかどうかを確認するだけでも、正しい診断を導くことができる場合がある。

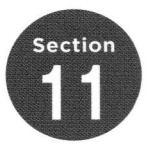

群発頭痛による歯痛を上顎洞炎による歯痛と20年間間違えた症例

長島郁乃 *Ikuno NAGASHIMA*
千葉県・ナガシマ歯科医院

⟨ 症例概要 ⟩

本症例は筆者自身が患者である。筆者が長年抱えていた痛みに対して、日本口腔顔面痛学会に入会し、口腔顔面痛を勉強することによって正確な診断を導き出すことができた。長期的な診断エラーを省察でき、読者にとっても有意義と思われるので自己診断における囚われなどを記す。

▶**患者**：44歳、女性

▶**職業**：歯科医師

▶**主訴**：左の顔面（頬部、眼窩周囲、側頭部）の痛みと 6 7 の痛み（図1）

▶**現病歴**：高校生のころから、毎年秋になると、必ず約1ヵ月間、朝の10時から12時すぎまで左側頬部の痛み、眼球をえぐり取りたくなるような強い痛みと、6 7 の自発痛を自覚していた。父親が歯科医師なので、20歳のときに相談したところ、6 歯髄炎と診断され、6 の抜髄処置を受けた。その後、痛みは消失したが、翌年秋には痛みが再発し、その後も秋には痛みが生ずることが続いていた

秋に痛みが出るため、空気乾燥およびアレルギー性鼻炎に伴う副鼻腔炎と考え、耳鼻科を受診した。後鼻漏があり、CTで粘膜肥厚も認められ、副鼻腔炎と診断され抗菌薬を処方してもらい、毎年服用を続けていた

疼痛発生時は、6 7 に自発痛、打診痛、頬部および周囲歯肉にも放散痛のような何ともいえない痛みが出現する

▶**口腔内所見**：6 は補綴処置済みであり、他はとくに異常は認められない

▶**既往歴**：ハウスダストによるアレルギー性鼻炎

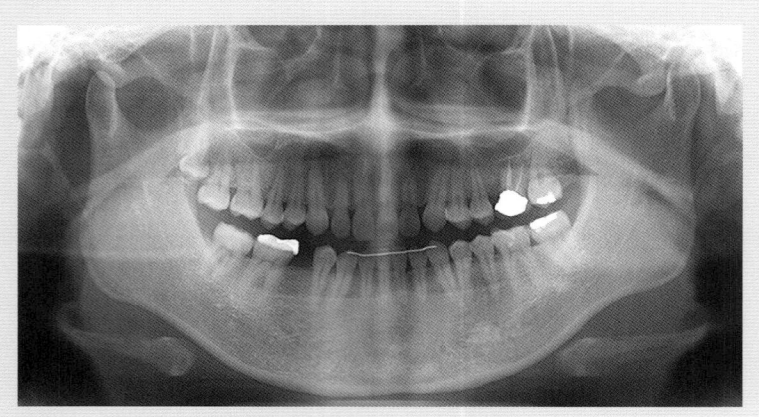

図❶　初診時のパノラマX線写真

パターン認識法

患者の「左側上顎の複数歯の痛みと頬部の痛み」
という訴えから一般的に推定される診断名を挙げる。

①主訴、症状	②主訴、症状に対するイメージ	③気になる口腔内所見
頬部の自発痛、圧痛。歯の自発痛、打診痛。後鼻漏。眼窩周囲の痛み。すべての痛みは120分程度続く	眼窩周囲、頬部の痛み→上顎洞炎 歯の自発痛、打診痛→根尖性歯周組織炎	上顎の複数歯の自発痛、打診痛 周囲歯肉の違和感。頬部の圧痛 後鼻漏
④思い浮かぶ診断名	**⑤確認検査**	**⑥最終診断**
上顎洞炎 6 根尖性歯周組織炎	耳鼻科でのCTにて左側上顎洞粘膜の軽度の肥厚を認めた。後鼻漏の自覚あり デンタル画像検査では上顎左側臼歯部に根尖病巣を認めない。6 7 に打診あり	左側上顎洞炎

処置と経過

耳鼻科で上顎洞炎と診断され、毎年、痛みが出ると抗菌薬、鎮痛剤（NSAIDs）を処方されたが、鎮痛剤では痛みのコントロールはできていなかった。

毎年決まって秋に、約1〜2ヵ月間、午前中に2時間持続という規則的な痛みを繰り返していることから、他に原因があるのではないかと漠然とした疑問は浮かんでいた。

しかし、秋の痛みの時期が過ぎると、つらい痛みはまったく出現しないため、それ以上深く考えることなく、他の医療機関を受診することもなかった。

数年前に口腔顔面痛に興味をもって勉強を始め、臨床推論や三叉神経・自律神経性頭痛（TACs）等の頭痛の存在も知り、改めて仮説演繹法で自分自身の病態を診断し直すことにした。

仮説演繹法

仮説演繹法で鑑別診断をどのように進めたかを示す。

①他の歯原性疾患がないか再度検査を行う。

②非歯原性疼痛疾患として、頭蓋内病変、筋・筋膜性疼痛、片頭痛、TACs等も検討する。

ステップ❶ 主訴、症状		ステップ❷ 鑑別診断想起		ステップ❸ 確認		予備診断結果
	医学用語に置換：	これだろうと思う疾患から、見逃してはならない疾患、心因性も考慮する		鑑別診断の確認作業、検査・問診、鑑別診断ごとに検査する		
痛みは左側の頬部、眼窩周囲、上顎臼歯部に出現 1日120分の持続するズキズキした痛み	顔面片側痛	見逃してはならない疾患	頭蓋内病変	12脳神経検査 画像検査	感覚検査、運動検査異常なし 画像検査異常なし	×
			上顎洞悪性腫瘍			×
目をえぐり取りたくなるような強い痛み	眼窩痛	この症状で一般的な疾患	上顎洞炎	上顎洞検査 CT検査	上顎洞粘膜の軽度の肥厚	△
痛みのせいでじっとしていられない	毎年 激痛		歯原性歯痛 　根尖性歯周組織炎	上顎左側の全歯の検査、画像検査、歯周組織検査 診断的麻酔診	⌊6 7打診（＋） 上記以外の異常なし 診断的麻酔診で疼痛は消失しない	×
20年以上前から毎年秋になると痛む	季節性					
1〜2ヵ月間続く	持続痛	この例はこの疾患の可能性	三叉神経・自律神経頭痛 　群発頭痛	痛み症状確認 自律神経症状確認 診断的治療として純酸素吸入	痛み症状は群発頭痛に一致する 自律神経症状あり（後鼻漏） 純酸素吸入により疼痛は軽減	○
痛みの出現時に喉に鼻汁が垂れる感じ	自律神経症状 後鼻漏					
		他に考えられる疾患	非歯原性歯痛 　筋・筋膜性歯痛	筋触診	筋痛あるが、関連痛なし familiar painなし	×
		心因性	身体症状症	心理社会的背景	自身の症状には冷静に観察できている	×

　いつもの歯痛、顔面痛が生じたときに、以下の診査を行った。

1）⌊6 7⌉歯肉に診断的局所麻酔を行ったところ、疼痛が消失しなかったことにより、歯原性は否定的。

2）筋触診ではいつもの痛みは誘発されない。

3）痛み症状を詳細に再検討すると、「国際頭痛分類第3版」の群発頭痛の診断基準にすべて当てはまっていた（図2）。

4）群発頭痛には酸素吸入が有効との情報から、自院にてフェイスマスク側管から7L/分の酸素吸入を行ったところ、約10分で痛みが消失した。

5）上顎洞炎の症状だと思われていた後鼻漏は、自律神経症状であると考えられた。

6）耳鼻科での画像検査では、左側上顎洞粘膜の軽度の肥厚を認めたため、炎症があることは否定できない。一時的に上顎洞炎の併発の可能性あり。

　厳密に一側性の重度の頭痛発作が眼窩部、眼窩上部、側頭部のいずれか1つ以上の部位に発現し、15〜180分間持続する。発作頻度は1回／2日〜8回／日である。疼痛は頭痛と同側の結膜充血、流涙、鼻閉、鼻漏、前額部および顔面の発汗、縮瞳、眼瞼下垂および・または眼瞼浮腫および・または落ち着きのなさや興奮した様子を伴う。

【診断基準】

A：B〜Dを満たす発作が5回以上ある

B：（未治療の場合に）重度〜極めて重度の一側の痛みが、眼窩部、眼窩上部または側頭部のいずれか1つ以上の部位に、15〜180分間持続する（注①）

C：以下の1項目以上を認める
　1．頭痛と同側に少なくとも以下の症状あるいは徴候の1項目を伴う
　　a．結膜充血または流涙（あるいはその両方）
　　b．鼻閉または鼻漏（あるいはその両方）
　　c．眼瞼浮腫
　　d．前額部および顔面の発汗
　　e．縮瞳または眼瞼下垂（あるいはその両方）
　2．落ち着きのない、あるいは興奮した様子

D：発作の頻度は1回／2日〜8回／日である（注②）

E：ほかに最適なICHD-3の診断がない

注①：3.1「群発頭痛」の活動時期・発作時期の半分未満においては、発作の重症度が軽減または持続時間（短縮または延長）の変化（あるいはその両方）がみられることがある

注②：3.1「群発頭痛」の活動時期の半分未満において、発作頻度はこれより低くてよい

図❷　群発頭痛の診断基準（国際頭痛分類［ICHD-3］より）

最終診断：群発頭痛

1. 関与した認知バイアス

1） 頬部の疼痛、上顎の複数歯の打診痛を認めたことから一般歯科医師としての知識から上顎洞炎であると初期仮説を立てた（代表性バイアス）。

2） 毎年、秋にアレルギー性鼻炎が生じて、それに継発した上顎洞炎という状況を思いついた（利用可能バイアス）。

3） 眼窩周囲の痛みを、頬部の痛みの一部と捉えていて、上顎洞炎という思い込みで他の疾患が思いつかなかった（アンカリングバイアス、固着性バイアス）。

4） 耳鼻科で上顎洞に軽度の粘膜肥厚があるという診断を受けて、上顎洞炎に間違いないと思っていた（診断モメンタム）。

2. 認知バイアスが入り込みやすかった状況（劣診断状況）

自身の日常臨床で上顎大臼歯部の痛みの際、歯性上顎洞炎、鼻性上顎洞炎をよく鑑別診断に挙げていて、とくに歯科的原因のない多数歯に痛みがあったことから、鼻性の上顎洞炎による痛みと考えていた。

耳鼻科で上顎洞炎を否定されず、抗菌薬、消炎鎮痛薬が処方されていた。痛み発作が起こると消炎鎮痛薬を服用し、120分の発作持続時間が終了して痛みが消えることを鎮痛薬の遅い効果発現と考えていたことなど、口腔顔面痛の知識不足があった。

症例省察
Case Reflection

本症例は、三叉神経・自律神経性頭痛（TACs）の代表的な疾患である「群発頭痛」であった。TACs は、一側性の側頭部や上顔面部の激痛に同側の顕著な自律神経症状を伴うという共通の臨床的特徴をもつ頭痛の総称である。群発頭痛の有病率は1,000人に1人で比較的患者数の多い頭痛である。

筆者は自身が20年以上、毎年悩まされていた痛み症状の鑑別診断において、典型的な群発頭痛であったにもかかわらず、この頭痛の知識が乏しかったため、上顎洞炎という歯科臨床でよく挙げられる病名にしか到達できなかった。また、周囲からもそのような病気の疑いを指摘されることもなかった。

口腔顔面痛の学習を始めて、初めて群発頭痛という病気を知り、自分の状況がその診断基準にぴったり当てはまることを知った。これまで歯痛との鑑別診断で頭痛を考えることはなかったが、自身の経験から現在では、TACs、とくに群発頭痛は歯科医師が必ず知っていなければならない「頭痛」であると考えている。歯痛を含めて口腔顔面痛の鑑別診断のレベルを上げるには、考え得る鑑別疾患の範囲を拡げて疾患の特定に繋げることが必要であり、それによって、痛みで悩む患者を救えると思っている。

本稿を執筆するにあたり、自身の経験を振り返り、患者側の立場に立つことができ、今後、自分の口腔顔面痛研修に役立つと確信したところである。

【参考文献】
1） 日本頭痛学会・国際頭痛分類委員会（訳）：国際頭痛分類第3版（ICHD-3）. 医学書院, 東京, 2018：28-30.

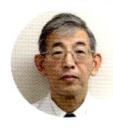

Dr. 和嶋の診断エラーを防ぐためのアドバイス

本症例は、筆者自身の体験談である。

群発頭痛による歯痛、顔面痛は口腔顔面痛のなかでも頻度の高い病態であり、三枝の収束という三叉神経の解剖学的特徴による関連痛のメカニズムで歯痛が生じるという代表的な例である。関連痛の代表例として興味深く感じるのは、口腔顔面痛を専門とする者にとってのみであって、一般歯科臨床ではまったく無縁の病気であるように思われるが、実は、一般歯科臨床との強いかかわりがあることを解説する。

診断基準は、別途確認していただくとして、群発頭痛は片頭痛などとともに、一次性頭痛に分類される原因不明の頭痛である。有病率は1/500〜1,000と比較的高く、5：1で男性に多い。1日8回から2日に1回の頻度で強い頭痛が15〜180分間続く。このような頭痛が1〜3ヵ月間続き、群発期といわれる。周期性があり、数ヵ月から1〜2年ごとに群発期が現れ、繰り返す。群発頭痛の病態は不明な点が多く確立されていないが、痛みが三叉神経第一枝領域で生じていることはあきらかで、三叉神経の3つの枝が二次ニューロンで収束することから、第一枝で生じている群発頭痛の痛み刺激が、第二枝で関連痛として、上顎臼歯の歯痛として感じられる。

群発頭痛は日中にも起こることがあるが、夜間に出ることが多く、のたうち回るほどの激痛が生じ、NSAIDs やアセトアミノフェンは無効である。片側から鼻水が出たり、涙が出たりするなどの自律神経症状（副交感神経反応）を伴うことが特徴である。

発作が収まった後に受診しても、そのときには頭痛、歯痛などの症状がまったくなくなっているために、診断に窮する。群発頭痛患者の34％が歯科を受診し、16％が抜歯されているという報告がある。

本症例のように、歯痛が続くために代表性バイアスによって歯髄炎と診断され抜髄し、群発期の終了とともに痛みが消え、根管充填して治療が終了する。ところが1年後に群発頭痛再燃とともに歯痛が再発し、再度根管治療して、しばらくすると痛みが収まる。このような経過を繰り返した後に歯科医師、患者のどちらからか抜歯の話が出てくることが推測される。

口腔顔面痛が広く知られることにより、抜髄、抜歯に至る前に、この歯痛は口腔顔面痛ではないか、非歯原性歯痛ではないか、群発頭痛ではないかと、鑑別診断が想起されるようになることを望む。不適切な治療や抜歯は避けられるはずである。

Index

■ 第3章の症例を読み解くための逆引きインデックス

この索引は、「気になる訴え」「key となる症状」「気にかかる症状」「思い浮かぶ病名」など、さまざまなヒントから最終診断に至る過程を逆引きするためのインデックスです。

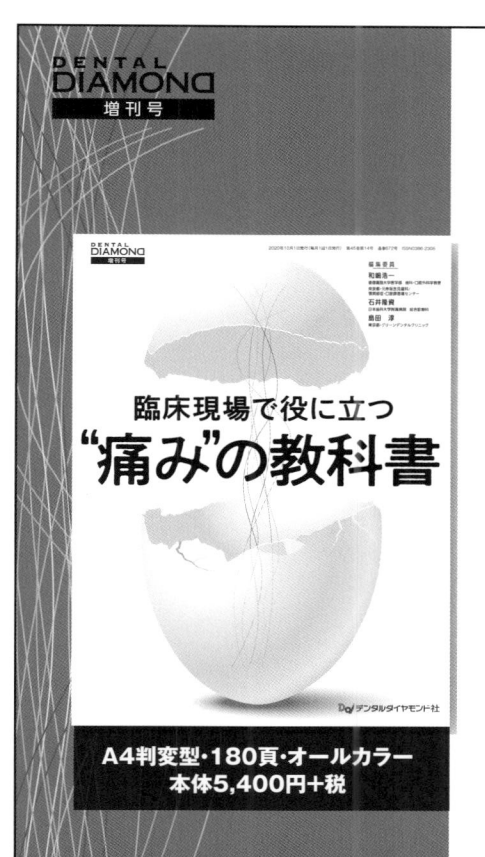

◆監著者プロフィール

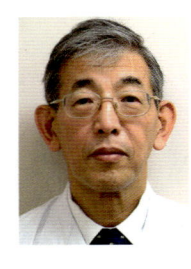

和嶋浩一（わじま こういち）

1978年	神奈川歯科大学歯学部卒業
1978年	慶應義塾大学病院研修医（歯科口腔外科）
1980年	慶應義塾大学助手（医学部歯科口腔外科学教室）
1995年－2017年	慶應義塾大学専任講師（医学部歯科口腔外科学教室）
2010年－2022年	昭和大学兼担講師（歯学部口腔医学講座教育部門）
2017年－2022年	慶應義塾大学非常勤講師（医学部歯科口腔外科学教室）
2017年－	札幌市 風の杜歯科口腔顔面痛外来非常勤歯科医師
2021年－	北海道大学非常勤講師（歯学部薬理学教室）
2021年－	元赤坂デンタルクリニック口腔顔面痛センター院長

【所属学会・資格】
日本口腔顔面痛学会（名誉会員、初代理事長、顧問、指導医、専門医）
日本頭痛学会（名誉会員、指導医、頭痛専門医）
日本顎関節学会（名誉会員、指導医、歯科顎関節症専門医）
American Board of Orofacial Pain（Diplomate 試験合格199907）
Asian Academy of Orofacial pain and TMD（Past President）

"痛み"の臨床推論
診断過程を可視化するための教科書

発 行 日	2024年9月1日　第1版第1刷
監 著 者	和嶋浩一
発 行 人	濱野 優
発 行 所	株式会社デンタルダイヤモンド社
	〒113-0033 東京都文京区本郷2-27-17 ICNビル3階
	TEL 03-6801-5810㈹　FAX 03-6801-5009
	https://www.dental-diamond.co.jp
振替口座	00160-3-10768
印 刷 所	株式会社ブックグラフィカ

©Koichi WAJIMA, 2024

落丁、乱丁本はお取り替えいたします